齒顎不正
一個隱藏的流行病的故事

JAWS
THE STORY OF A HIDDEN EPIDEMIC

SANDRA KAHN 桑德拉・卡恩　**PAUL R. EHRLICH** 保羅・R・埃利希 ———— 著

吳國慶 ———— 譯

獻給 John Mew 和 Mike Mew
表彰他們對人類的卓越貢獻。

也獻給 David、Ilan、Ariela 與 Anne,
感謝他們的耐心與支持。

推薦序

侯政廷／兒童牙醫侯侯醫師，

台中天璽牙醫診所院長，親子天下嚴選作家，BLW推廣醫師

我很榮幸能受邀推薦《齒顎不正：一個隱藏的流行病的故事》，這是一本美國資深矯正專科醫師與演化生物學家的共同著作，是過去所沒有過的學術結合！

身為一個兒童牙科專科醫師，我接觸過許許多多的孩童患者，其中有一個項目是家長們必問的經典問題：「醫師，我的孩子牙齒長歪了，請問該怎麼辦？」

而這本書所要探討的，正是這個現代人的文明病——齒顎不正！

您的孩子也有齒顎不正（或稱咬合不正，俗稱牙齒長歪）的困擾嗎？抑或者您本身也是如此？隨著因「齒顎不正」而就診的人群比例逐漸攀升，以及需要矯正治療的「孩童」年齡逐漸下降，我們可以明瞭——這是個無法阻擋的趨勢，不只是台灣，而是全球！

「齒顎不正有什麼大不了的？不過就是牙齒不美觀，看起來比較醜罷了！只要找矯正醫師處理，就萬無一失了！」可能有人會這麼想，但我這邊舉出的幾個案例，可能會顛覆

您的想法:

1. 有很高比例的過動症兒童,同時患有齒顎不正的問題。
2. 鼻過敏的孩童,也有很高比例患有齒顎不正,常用嘴巴呼吸。
3. 研究數據顯示,睡覺打呼／磨牙／睡眠呼吸中止症的人中,很高比例也患有齒顎不正。

所以,真的只是「牙齒長得比較醜」這麼簡單而已嗎?這項文明病,夾帶著許多副作用,已經悄悄進入我們生活中的每個環節⋯⋯

我很認同這本書兩位作者的論述,透過這本書,可以告訴社會大眾兩點:

1. 其實齒顎不正,不只是「基因遺傳」而已,也是人類逐漸文明化、都市化的「產物」(就跟近視一樣)!而且伴隨的相關病症有鼻過敏、用口呼吸、注意力低下、腸胃道問題、異位性皮膚炎、睡眠呼吸中止症、心臟疾病等等。
2. 要擺脫這個文明病的惡性循環,除了接受良好的齒顎矯正治療、呼吸治療、肌肉復健治療之外,我們也需

要從生活習慣、飲食習慣、甚至身體姿勢，都一起做出調整。

當然，這本書不全然只是在倡導學術的研究，它也寫出了考古學、人類學、歷史文化中的大小故事，讓一般民眾容易理解與閱讀，也能夠發現其中的趣味～

我本身是 BLW（嬰兒主導式離乳法，baby-led weaning）的推廣者，因此也寫了相關著作。我鼓勵家長們，讓寶寶藉由 BLW 的方法自主飲食。除了能增進寶寶的健康外，以我作為兒童牙醫師的立場，也衷心的希望孩子在「飲食習慣」上的確立，能夠讓他們擺脫上述文明病的列車。同時，我也常在網路提倡要「戒掉用口呼吸」。因為用口呼吸會造成許多的相關疾病——鼻部疾病／睡眠障礙／消化系統疾病／心血管疾病等等。對於我上述的主張，本書也引用了各個學者的研究結果，讓這件事情更有說服力，更加深人們的印象，這也是我喜歡這本書的原因。

我們都是現代 21 世紀的文明人。我們的科技日趨發達，但我們也遭逢了古代所不曾有過的文明疾病（我們甚至已經習以為常，不覺得它是「病」）。如今，有此書可以映證與探討，甚至可以讓活在這個時代的我們，做出更好的健康對策，著實是一大福音！

推薦序

趙哲暘／氧樂多牙醫診所院長

身為臨床經驗超過三十年的牙醫師，我很認同口腔與牙齒結構對於身體健康有密切的關係。過去二十年來，我特別專注於擴張牙床取代拔牙的矯正，和教導大家如何正確使用口顎周圍的肌肉（嘴唇、舌頭、臉頰肌肉，與其對咀嚼、吞嚥、發音、甚至對表情的影響）。齒列不整不僅影響外觀，更與全身健康有關，可能使身體出現打鼾與睡眠呼吸中止症、彎腰駝背、或者難治性的顳顎關節疼痛。在取得以睡眠醫學為研究重心的陽明交通大學腦科學博士學位後，我更加警覺到口腔結構發育異常，可能是導致病人缺氧的關鍵。因此，我在臨床診療更重視睡眠呼吸中止症以及顳顎關節健康，特別是協助了數十位因錯誤拔牙矯正治療而受到傷害的患者，並慢慢整合出以恢復功能為導向的口腔治療理念。這一理念，讓口腔顏面結構、功能與全身健康之間的密切關聯，往對病人有利的方向慢慢改善，也與桑德拉・卡恩與保羅・R・埃利希教授合著的這本《齒顎不正：一個隱藏的流行病的故事》所闡述的核心理念可謂不謀而合。因此，我高

度認同本書所傳達的健康價值，並樂意為其撰寫推薦序。

這本書精闢地揭示了一場在現代社會中日益加劇、卻常被忽視的流行病——齒列不整。它不僅僅是牙齒排列不整或上下頜骨發育異常的問題，更是許多潛在健康危害的預警信號。本書從人類演化的角度出發，引導讀者回顧了從狩獵採集時代至今，人類的飲食習慣、生活方式乃至於一些看似微不足道的日常行為，如何逐步改變了人類的臉部發育。

過去的粗硬塊狀原食物促使我們的祖先擁有寬闊的下顎及整齊的牙齒。然而，隨著農業革命及工業化帶來的精緻化飲食、室內生活增加、以及不良的口腔習慣（如用口呼吸、錯誤的舌頭休息姿勢、不當的餵養與斷奶方式等），現代人的牙床骨往往發育不足，牙齒也因缺乏足夠空間而變得擁擠不整齊。

書中深入探討了口腔顏面發育的異常如何影響我們的上呼吸道健康，進而引發打鼾、睡眠呼吸中止症等問題。睡眠呼吸障礙不僅會影響睡眠品質與白天的專注力，長期下來，更與心血管疾病、中風、糖尿病、生長發育不良以及一些神經認知問題等，與全身性健康問題密切相關。此外，不良的口腔習慣和呼吸方式還可能影響顳顎關節的健康、臉部外觀、甚至全身的體態姿勢。我的臨床經驗注意到，包括暴牙患者容易口齒不清、睡覺打鼾與彎腰駝背，戽斗臉型患者容易胸椎過度壓迫，兩者都容易有鼻道狹窄與用口呼吸的困

境，與本書內容一致。

　　本書最重要的價值在於，它不僅提出問題，更提供了一套預防與改善的策略。書中強調了日常生活中一些關鍵習慣：利用鼻子呼吸、充分咀嚼食物、保持嘴唇閉合，舌頭輕貼上顎且上下牙齒不要接觸。書中特別指出，兒童時期的早期介入，特別是在口腔顏面發育的黃金時期，對於引導健康的生長模式至關重要。這與我長期提倡的，利用功能性裝置擴張牙床取代拔牙的矯正理念完全一致。書中也介紹了**前向矯正學**的概念，這是一種透過引導生長方向來改善顎骨結構、增加呼吸道空間的治療方法，與傳統牙齒矯正可能對呼吸道空間造成負面影響的情況形成對比。這讓我想到 2022 年諾貝爾生醫學獎的得獎人帕博（Svante Pääbo）揭示了尼安德塔人特徵就是前突的牙床骨，所以**擁有比現代人寬大的上呼吸道**，現今牙齒矯正所採取的拔牙策略顯然與其背道而馳。

　　我強烈推薦這本《齒顎不正：一個隱藏的流行病的故事》給所有關心自己、孩子以及家人健康的朋友們。這是一本能幫助我們認識「健康的基石，藏在日常細節中」的重要書籍。透過瞭解書中的知識並將其付諸實踐，許多人都能為自己及家人，奠定更穩固的健康基礎。

推薦序

羅伯・薩波斯基（Robert Sapolsky）／
美國史丹福大學神經科學家，著有《壓力》（*Why Zebras Don't Get Ulcers*）、《行為》（*BEHAVE*）、《命定》（*Determined*）

　　超現實主義畫家們很喜歡的一句格言，來自一位19世紀法國無名詩人所寫：「美，就是在解剖台上，縫紉機和雨傘的巧妙結合。」這句話讚頌了超現實主義者對於隨機、善變事件的熱愛，以及把荒謬和不協調並置的迷戀。而你手中的這本書，也提出了底蘊雖然不同但形式類似的一句格言：「趣味，就是在餐桌上，齒顎矯正學者和傑出演化論學者的巧妙結合所激發出來的創意。」

　　人類文化的演變，就是由一連串「非預期結果」產生的範例所組成。例如我們發明了農業，農業帶來了糧食過剩，進而導致了職業專業化。然後在不知不覺間，我們發展出社經地位──這是靈長類動物所遇過最具壓迫性的地位層級制度。當然，我們也發明出定居生活和永久建築，不過也立刻面臨了公衛問題（事實上，在高密度的族群生活中，與自己的排泄物近距離共存是任何有自尊的靈長類動物都不願意做的事）。我們馴化了狼，讓牠們成為我們的忠實夥伴。很快

地，我們就開始為狗穿上萬聖節服裝，並購買寵物石頭（Pet Rock，養石頭當寵物）。現代人類的出現，確實產生了一些令人驚訝不已的曲折轉變。

　　卡恩和埃利希探討了人類文化裡非預期結果中的一個，該結果剛好位於這兩位背景迥異的作者專業領域之交匯處。沒人預料到農業革命、工業革命以及西式育兒模式的結合，竟會導致一種獨特的「齒顎矯正特徵」（orthodontic profile，這裡的「特徵」既是比喻也有字面上的意義）。又有誰能預料到這種齒顎矯正特徵，竟與兒童成長、健康和疾病的各種層面息息相關？最重要的是，誰能預料到這組看似隨機的作者組合，竟能創作出一本相當有趣又極為重要的書？如果你有孩子、喜歡孩子、曾經是孩子，或是你的臉上擁有一副下巴的話，這本書絕對值得你花時間閱讀。

致謝

大衛・雷文索（David Leventhal）和安妮・埃利希（Anne Ehrlich）在這本書的寫作過程中，忍受了難以形容的艱辛過程。唯一比他們更辛苦的人是埃利希（現在還有卡恩）的好友兼常任編輯科布（Jonathan Cobb）。他對原稿的修訂大幅提升了本書的品質。另一位來自史丹福大學出版社的匿名評論員也提供了許多有益的建議。布希（Ellyn Bush）、克萊恩（Richard Klein）、約翰・繆（John Mew）、麥克・繆（Mike Mew）和王（Simon Wong），他們在回答和諮詢問題的過程中，提供了相當多的幫助。

此外，我們的朋友和同事們也從百忙中抽空，閱讀並評論了整份原稿或其中的重要部分。對於他們給予的重大幫助，我們致上深深的感謝，包括Andy Beattie、Keira Beattie、Margaret Bergen、Corey Bradshaw、Greg Bratman、Kate Brauman、Marie Cohen、Gretchen Daily、Lisa Daniel、Joan Diamond、Jared Diamond、Nadia Diamond-Smith、Anne Ehrlich、Jeremy Feldman、Marc Feldman、Daniel Friedman、

John Harte、Mel Harte、Craig Heller、Jill Holdren、David Leventhal、Simon Levin、Karen Levy、Jess Marden、Chase Mendenhall、John Morris、Pete Myers、Graham Pyke、Barry Raphael、Robert Sapolsky、John Schroeder、Susan Thomas、Chris Turnbull 以及 Kenneth Weiss 等人。

Alan Harvey 和他在史丹福大學出版社的同事在許多方面都給予了幫助，我們的經紀人 Jim Levine 也功不可沒。Margaret Pinette 的文案編輯工作更是出色，展現了專業人士的卓越能力。跟這些真正的專業人士合作，實是一大樂事。

在本書第一版出版後，我們發表了一篇經過同儕評審的科學論文，更新了本書相關內容：Kahn S, Ehrlich P, Feldman M, Sapolsky R, Wong S. 2020. 'The jaw epidemic: Recognition, origins, cures, and prevention', *BioScience* 70:759-71。我們對參與這項研究的科學家深表感謝。

目次

推薦序　　　　　　　　　　　　　　　　　　侯政廷　005
　　　　　　　　　　　　　　　　　　　　　　趙哲暘　009
　　　　　　　　　　　　　　　　　　羅伯・薩波斯基　015

致謝

前言　　　　　　　　　　　　　　　　　　　　　　　019
Introduction

第一章　從原始人的大嘴到現代人的咬合不正　　　　　045
Primitive Big Mouth to Modern Malocclusion

第二章　最常咀嚼的　　　　　　　　　　　　　　　　063
Mostly Chewing

第三章　飲食、姿勢與居住環境的變革　　　　　　　　075
The Diet, Posture, and Housing Revolutions

第四章　外貌　　　　　　　　　　　　　　　　　　　087
Appearance

第五章　發育與口腔姿勢　　　　　　　　　　　　　　103
Development and Oral Posture

第六章　呼吸失調與睡眠　　　　　　　　　　　　　　121
Disorders of Breathing and Sleep

第七章　我們能做什麼？　　　　　　　　　　　　　147
What Can You Do?

第八章　齒顎矯正醫師、口腔顎面外科醫師、正顎成長醫師與前　191
　　　　向矯正醫師
Orthodontists, Dental Orthopedists, Orthotropists, forwardontists

第九章　改變文化，改善健康　　　　　　　　　　　223
Changing Culture, Improving Health

作者簡介　　　　　　　　　　　　　　　　　　　　241
About the Authors

注釋　　　　　　　　　　　　　　　　　　　　　　245
Notes

前言

　　這是關於一場「影響廣泛且相當嚴重的流行病」的故事。這場流行病在過去幾個世紀中逐漸侵襲已開發國家，卻幾乎從未被人們察覺。本書將討論這場流行病的起源、它如何被發現，以及我們能採取哪些應對措施。這場流行病的根源來自於文化變遷，也就是一些牽涉日常生活的，相當重要、卻很少被注意到的行為，因為這些行為通常是在不自覺下自動完成的。舉例來說，我們並不會刻意思考咀嚼、呼吸、成長、睡眠等行為，或是注意自己在不吃飯或不說話時，下巴的位置放在哪裡。*

　　這些行為大多不是透過反覆練習所養成的習慣，而是生來就會的。新生兒接觸到空氣就會開始呼吸並哭泣，接觸到乳頭就會張嘴開始吸吮，過一會兒甚至可能會回應你一個微笑。到了晚上，經過一連串的哭鬧折磨後，嬰兒會睡得像個木頭人，這些事情完全不需要經過訓練。

---

* 譯注：本書在提到學術相關詞語時，會使用「上顎、下顎、顎部（涵蓋上顎與下顎的臉部結構），頜骨」等用詞，但一般口語談論則使用較熟悉的「下巴」。

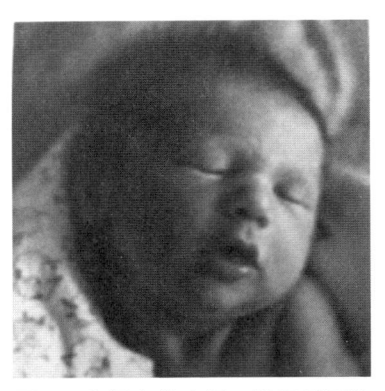

圖1：在很小的時候，嬰兒就可能養成用口呼吸的習慣。

這些行為不僅看似簡單正常，也確實如此；然而我們卻認為，如果我們在生命早期反覆以某些特定方式進行這些行為，隨著時間經過，很可能會以出乎意料的方式損害你的健康並改變你的外貌。如果你保持下巴張開、用口呼吸而不是用鼻子呼吸，在幾天的時間裡，你就可能會開始咬到舌頭、或連續幾晚失眠，但你的身體應該不會有大礙。然而，如果你從小養成了長期用口呼吸的習慣，或習慣吃一些不需多加咀嚼的軟質食物，每晚也因不斷打鼾和翻滾而睡不安穩，就可能會導致下巴、臉部和呼吸道（空氣進出肺部的通道）發育異常，最終引發嚴重的健康問題，甚至縮短壽命。你可能因此成為這場日益加劇的流行病的受害者。

生活在現代工業社會的人，經常遇到下顎窄小、牙齒擁擠不整齊的困擾，這種情況在牙醫專業中稱為「咬合不正」（malocclusion，字面意為「不良的咬合」）。咬合不正通常伴隨著「用口呼吸」的現象，不僅對外貌有負面影響，還會降低生活品質，增加罹患口腔及呼吸疾病的可能性，而且這種情況已經越來越普遍。普羅菲特（William Proffit）是齒顎

矯正學（Orthodontics，牙科中專注於矯正歪斜牙齒的領域）最廣泛使用的教科書的作者，他在1998年指出美國這場流行病的規模：「調查數據顯示，大約有五分之一的人口有嚴重的咬合不正問題，其中約有15％屬於門牙不規則（前牙擁擠）的情況，可能嚴重到足以影響社會接受度和使用功能。因此，有超過一半的人需要一定程度的齒顎矯正治療。」[1] 2007年對瑞典人口的研究顯示，大約有三分之一的人口「需要」齒顎矯正治療，近三分之二的人則屬於「需要」或「瀕臨需要」。[2] 倫敦臉部齒顎矯正學校臨床主任麥克・繆（Michael Mew）*則主張，有95％的現代人類在牙齒排列上存在偏差；其中超過30％的人建議接受齒顎矯正治療（而

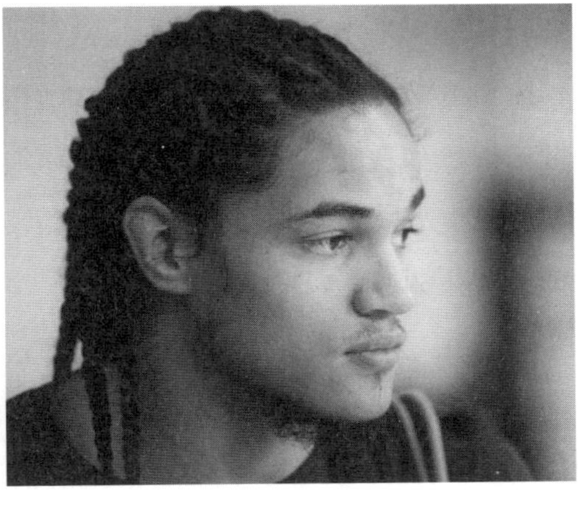

圖2：正確的臉部結構和姿勢。
這個年輕人的生活非常活躍，很少吃加工食品。目前他的牙齒包括智齒在內全部完好，並不需要牙齒矯正治療。（Steven Green 拍攝）

---

* 譯注：全名 Michael Gordon Mew，常稱 Mike Mew，為約翰・繆（John Mew）的兒子。為防混淆，故以姓名全稱。

且有一半的人需要拔牙才能矯正）；有50%的人需拔除智齒。[3] 如果工業化社會普遍存在這種「下顎」問題，那麼大家是否應該考慮採取某些行動來改善這些問題？

目前幾乎所有齒顎矯正醫師都把重點放在矯正歪斜的牙齒——把牙齒恢復整齊，正是這個行業的核心業務。然而，大多數齒顎矯正醫師所關注的，或許只是下顎相關問題中最不重要的一部分。因為歪斜的牙齒除了對外貌產生影響外，幾乎毫無害處。然而，歪斜的牙齒卻是一個更根本問題的警訊，亦即下顎的發育不良。變形的下顎會影響更重要的功能，例如現在可能有超過10%的兒童，因為下顎問題承受夜間呼吸中斷的潛在危險；[4] 在巴西某城市地區的一項研究中，統計了二萬三千五百九十六名三至九歲的兒童，其中有55%是用口呼吸者（mouth breather）。[5] 儘管目前尚未有系統性收集的咬合不正、用口呼吸、睡眠障礙等發生頻率相關數據，但無論在哪裡檢查，這些問題都很常一起出現。試想一下：如果美國只有10%的人因流感臥床不起，所有的大眾媒體又會多關注這場「流感疫情」？

看到這裡你可能會問：「這些人到底是誰，居然試圖告訴我有一場被忽視的重大公共健康疫情？是誰在宣稱一個長期受人尊敬的職業，並未充分關注其專業領域內的重大問題？又是誰斗膽倡言必須大幅改變工業化社會的某些基本面向？」這本書的內容會不會又是一種標準的「每天吃一磅蘿

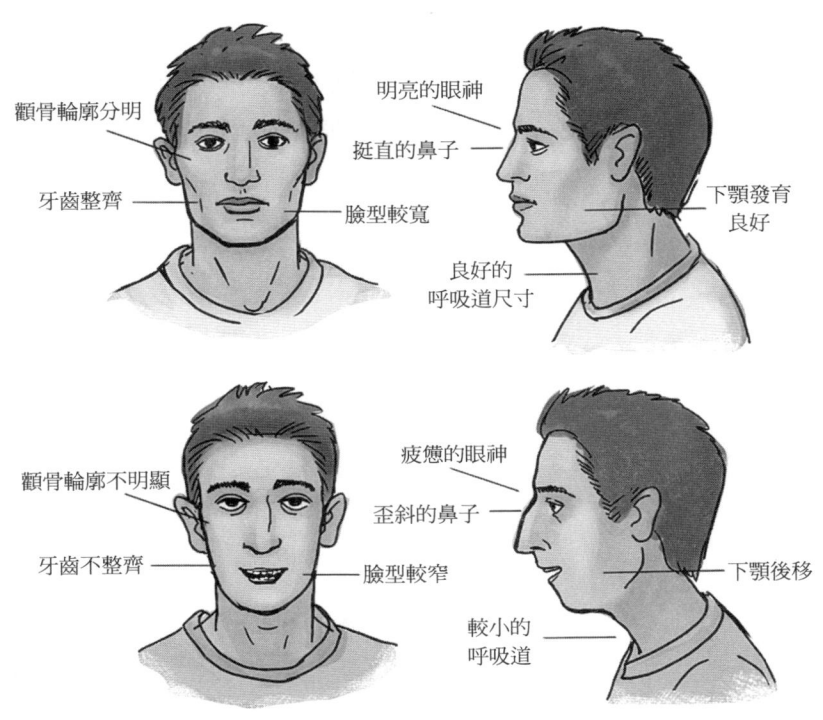

圖3：臉部發展的基本差異：上方為用鼻子呼吸，下方用口呼吸。

蔔，就能多活十年，還能享受更美好的性生活」這種類型的書？事實並非如此。這本書是兩位來自全然不同背景和經驗的科學家共同合作的結果——一位是資深的牙科專業人士，另一位則是世界知名的環境科學家兼人類演化專家。而且，這本書不會推銷任何產品或服務。[6]

這兩位科學家到底是如何決定要共同撰寫一本關於這場「被忽視疫情」的書的呢？故事的開端要從一個晚餐聚會

前言　23

開始說起;卡恩與埃利希以及各自的伴侶大衛和安妮,每隔幾週就會參加在帕羅奧圖(Palo Alto)幾家高品質餐廳舉辦的晚餐聚會,目的是一起品嘗美酒佳餚,並享受有關自然保育相關議題的深入對話。席間可能會談論到世界如何變成一團糟,也可能猜想情況是否已無法挽救等。就在這些晚餐聚會中,卡恩偶然間向埃利希和安妮分享了她作為齒顎矯正醫師的職業歷程,這段故事令人感到震撼,也讓埃利希興致盎然。最後,這位知名作家提議他們應該合寫一本書。

卡恩不敢相信像埃利希這樣的大作家(他已出版過五十本以上的書和一千多篇文章)會對她的工作感興趣,然而正是她在工作中觀察到的現象深深吸引了他——一個如此改變人生且具有危險性的問題,居然就擺在我們鼻子底下,無人注意。在此之前,埃利希也曾寫過幾本書討論這類影響深遠的議題(例如生殖和種族主義),但這是他第一次從卡恩帶來的嶄新視角,來探討這種議題。

和已經有三個孫子的埃利希不一樣,卡恩有兩個年幼的孩子。作為一名從事齒顎矯正專業長達二十二年的醫師,卡恩發現她無法用對待其他患者的方式來治療自己的孩子。她也意識到,牙醫系就像許多其他專業科系一樣,他們培養出的學生通常會按照「教科書」所教的方式進行治療,但這種做法對患者來說不一定是最好的。在傳統的齒顎矯正做法

上，她學到的解決「微笑問題」*的方式，通常都是先拔牙，然後用矯正器固定剩下的牙齒，再利用多出來的空間塑造出美觀的微笑。經過長期努力，最後確實能得到美觀的結果，但也僅只如此。這些美觀的微笑缺乏背後脈絡的支持，在打造一排整齊、排列完美的潔白牙齒的過程中，也犧牲了本可擁有的強健下顎線條、順暢的呼吸道，以及良好的臉部結構等。人們為了追求完美的電影明星式微笑，竟把整體的顏面健康拋在腦後。

因此，當卡恩想尋找一種不用拔牙就能治療她大兒子的方法時，她先研究了逐漸崛起並越來越受歡迎的「口肌功能療法」（myofunctional therapy，MFT）。這種療法主張如何咀嚼、如何吞嚥、以及你舌頭放置的姿勢與位置等你在一生當中每天重複幾千次的動作，都會對你的牙齒和微笑產生影響。可以想像一下，如果你從小開始的每次吞嚥都會把牙齒往外推一點，最終你的牙齒真的會向外移動。於是，卡恩開始讓兩個青春期前的孩子接受口肌功能療法，並讓他們按照療法進行練習。於此同時，她也不斷研究相關文獻，進行更深入的調查，並密切注意孩子們口腔狀況的發展。

在 2012 年春季的某天，卡恩參與的口肌功能矯正研究小組中有一位同事告訴她，有一位名為約翰·繆（John Mew）

---

* 譯注：露出牙齦或笑形不優美等。

的醫師將在附近的奧克蘭市舉辦一場演講。約翰・繆是「正顎成長」（Orthotropics，名稱來自希臘文的「Orthos 矯正＋Tropos 成長」，又稱繆氏矯正法）療法領域的早期奠基者。卡恩從這位正顎成長療法之父那裡瞭解到的內容帶給她非常大的震撼，就像早期科學家第一次瞭解到地球並非宇宙中心那般。這似乎不可能是真的，但種種跡象又證明事情確實如此。

正顎成長終於解釋了卡恩長久以來直覺認識到的情況，也指引她找到更好的方式來治療自己的孩子。如果說，口肌功能療法主要關注於「肌肉功能」，正顎成長療法聚焦的就是「姿勢問題」；也就是說，口肌功能療法關注的是我們經常使用到的較大塊運動肌肉，正顎成長處理的則是我們持續性的「日常習慣」。卡恩的注意力逐漸轉向了姿勢，也就是身體的靜止狀態。透過促進正確的口腔姿勢，她終於能夠處理問題的根源，而非僅僅緩解症狀。在卡恩開始談論並列舉出所有症狀時，埃利希起初覺得難以置信——只是不良的口腔姿勢，怎麼可能導致如此多的疾病？這麼簡單的因素怎麼可能牽動這麼多健康問題？

但在經過幾週的晚餐聚會討論後，埃利希逐漸看出卡恩這番努力的重大意義，以及這點如何與他長期以來對人類演化與環境關係的興趣相互結合。而對卡恩來說，她也花了一點時間才理解埃利希對於咀嚼、鼻塞和微笑之間關聯的

興趣點。因為埃利希擅長的正是將人口、食物、毒素、資源、水、天氣、戰爭與政治等不同因素相互關聯,描繪出一幅關於人類未來的整體圖景。最後,當我們向編輯介紹這本書的構想時,他說:「你們的意思是,目前沒有任何齒顎矯正醫師實行這種療法,而你們是唯一知道這方法的人,你們甚至認為每個人都應該注意這個『就在自己鼻子底下的重大公共健康問題』?」沒錯!真正讓這位編輯以及許多人信服的事實,就是圖4所展示的一個狩獵採集者的下顎;他擁有

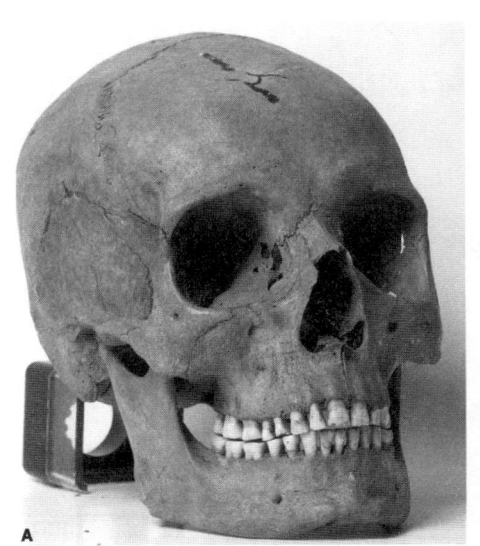

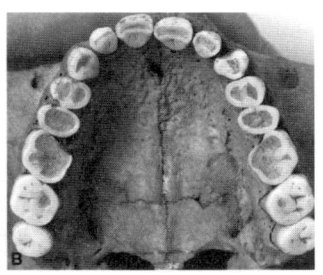

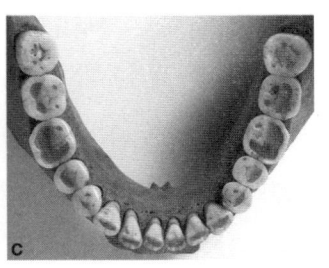

圖4:前工業時期的人類頭骨,具有寬闊的下顎,而所有臼齒均有完整的位置,工業文明之前的人們不會遇到阻生智齒的情況。
圖中男性頭骨來自奧斯陸一座14世紀時期的教堂,請注意沒有牙齒擁擠或咬合不正的畸型情況。 A. 帶有下顎的頭骨; B. 上顎弓; C. 下顎弓。(*American Journal of Orthodontics and Dentofacial Orthopedics* 提供)

寬敞而完美的牙弓、整齊排列的牙齒，甚至沒有阻生智齒（impacted wisdom teeth）*——這簡直是電影明星夢寐以求的下顎，而且是在電影問世的一萬五千年前！

值得注意的是，我們兩人起初對這場下顎流行病的發生毫無概念，直到卡恩在自己小孩身上也發現了這種症狀。即使長期以來，我們都對公共健康有著濃厚的科學興趣，卻也像大多數人一樣，並未意識到這種可能與肥胖症和第二型糖尿病同樣嚴重的流行病。

這場「下顎流行病」就隱藏在日常現象中，最明顯的症狀就是口腔和臉部的改變：例如歪斜的牙齒（伴隨常見的牙套、矯正器）、下顎後縮、露出大量牙齦的微笑、用口呼吸，以及睡眠時的呼吸中斷等。這些小事很難被當成一種「流行病」——除非我們能真正理解到這些症狀背後潛藏著非常嚴重的問題。這些問題很多都跟睡眠品質差所引起的壓力有關，包括心臟病[7]、濕疹皮膚炎[8]、智力下降、憂鬱症、注意力不足過動症（attention deficit hyperactivity disorder，ADHD），甚至可能包括阿茲海默症。[9] 這種流行病之所以鮮為人知，最重要的原因就在於我們往往難以取得這方面的相關證據，來指出這些疾病的發生頻率和強度與口腔顏面問題有所關聯。與健康相關的科學家通常得依賴統計上的關聯

---

* 譯注：沒有適當生長空間的智齒，可能長歪、妨礙其他牙齒而造成疼痛。

性來進行研究,而非透過來自實驗的「因果」機制取得明確的知識。

　　舉例來說,瑞典曾進行一項為期七年的研究,針對患有睡眠呼吸中止症(sleep apnea)的中年男性進行調查。睡眠呼吸中止症是在睡眠期間發生呼吸中斷的病症,這會導致睡眠品質下降,患者在發病期間通常也會從深層睡眠轉為淺層睡眠。研究發現,當我們排除其他可能的致病因素後,罹患睡眠呼吸中止症的男性比正常男性更容易罹患心臟疾病。換句話說,若能有效治療睡眠呼吸中止症,便可以明顯降低心血管問題的風險。[10] 瑞典另一項類似研究也強烈主張:睡眠呼吸中止症與冠狀動脈疾病和中風之間可能存在著因果關聯。[11] 同時還有個令人恐懼的發現:睡眠呼吸中止症患者猝

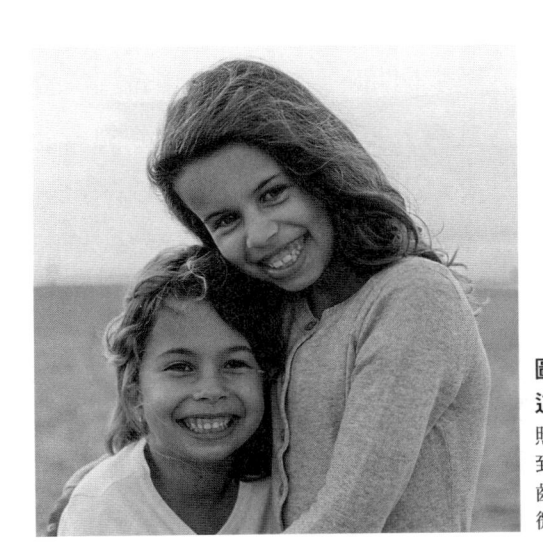

圖5:應該沒有人會質疑這兩個孩子真是漂亮。
照顧者必須經過訓練才會注意到,她們的「露齦笑容」是牙齒沒有朝著正確方向發育的細微跡象。(Gorete Ferreira 拍攝)

死的時間點,有 46％發生在午夜至凌晨六點之間,非患者只有 21％。

最常見的睡眠呼吸中止症,阻塞性睡眠呼吸中止症(Obstructive sleep apnea,OSA),是由於呼吸道的物理性阻塞所引起的。這類病患似乎在逐漸增加,而且已經成為公衛環節中的重要問題。目前大約有 20％的美國成年人受到此病的困擾,其中約有 3％的病例嚴重到會導致白天嗜睡。然而,嗜睡只是其中最輕微的症狀——還有多達一半的心臟病患者都罹患了睡眠呼吸中止症。[12] 睡眠呼吸中止症似乎還會引發精神問題,包括智力退化、專注力下降和記憶困難等。[13] 此外,睡眠呼吸中止症經常未接受診斷,而且有關其發病頻率、發病年齡,以及與其他慢性疾病相關的醫療史統計數據也還相當缺乏。更重要的是,這些研究中,跟發病機制相關的證據極為稀少(例如在睡眠期間呼吸中斷,為何會讓個體更容易罹患阿茲海默症等疾病)。正如我們即將看到的,這些疾病很可能都與下顎的發育不良有關,這種發育缺陷對臉部和呼吸道的影響,正是本書所關注的問題。然而要收集更詳細的訊息,過程緩慢又困難,而且難以透過「實驗」來進行研究。沒有醫生會想要為了研究,讓大量人群長時間經歷呼吸中斷的情況,再把他們的命運與那些沒有經歷過的對照組進行比較;這樣解釋大家應該就可以瞭解為何這類研究如此難以進行。同樣地,我們也不會建議人們蓄意把孩子們

置於可能導致咬合不正的情況,以測試我們關於下顎流行病的理論。

這場流行病讓我們對於矯正牙齒的努力不斷升級,因為這是該流行病最明顯的症狀,也是其普及規模的最明顯指標。青少年佩戴牙齒矯正器的情況,在西方世界中已經普遍到就像必經的成年禮一樣。據估計,目前美國有50％到70％的孩子會在六到十八歲之間戴上牙齒矯正器。[14] 目前尚不清楚近年來牙齒矯正器使用的增加到底是因為咬合不正問題的爆炸性成長,還是由於牙齒矯正裝置的成本降低、牙醫的強勢市場行銷,或對照片上癮的流行文化中、對於外貌要求的變化(想想看「自拍」的普及情況)。諷刺的是,牙齒矯正器的效果可能並不像人們所想的那麼有效。正如我們將在本書看到的,矯正器實際上很可能會減少呼吸道空間[15],最終導致像睡眠呼吸中止症這樣的呼吸問題。

從演化和歷史紀錄中,我們幾乎「看不到」這些症狀──這可以作為我們所提到的那些疾病與現代文明間關聯的強烈佐證。我們的狩獵採集祖先擁有寬闊的下顎,每顆牙齒的弓形排列順暢,包括位於牙弓末端的「智齒」(wisdom teeth,即第三大臼齒)也是如此。事實上,人類物種化石紀錄的頂尖專家、史丹福大學的演化學家克萊恩(Richard Klein)曾告訴我們,他從未看過牙齒不整齊的早期人類頭骨。更進一步說,雖然我們認為這種現代的口腔顏面流行病

源自農業革命，但其發展卻非常緩慢。最近我們在古埃及阿瑪納文化（Amarna culture）的平民墓地，發現了距今超過三千年的遺骸。研究人員指出：

> 這些骸骨的牙齒磨損具有農耕民族的特徵，除了非常輕微的門牙擁擠和歪斜外，一般來說牙齒的排列非常整齊，具有非常好的咬合面。透過徹底分析阿瑪納墓葬骨骸的牙齒資料，可以看出埃及人和大多數古代人群的牙齒，其咬合面雖然有普遍的磨損，但咬合不正的情況相當罕見，即使看最年輕的個體也是如此。但目前美國的情況正好相反：咬合不正非常普遍，卻很少見到牙齒磨損的情況。[16]

一般人對於「咬合不正」有個常見的嚴重誤解。正如一位朋友所說：「我們理所當然地認為咬合不正是遺傳的──我總以為我兒子那口不整齊的牙齒遺傳自我的妻子。」然而，正如各位即將在本書看到的，幾乎所有證據都在說明這場口腔顏面流行病並非源自我們的基因，而是來自我們的文化改變，尤其是飲食習慣和居住環境的改變。在人類定居並從事農業後，就開始出現與石器時代的人類非常明顯的差異[17]。正如人類學家拉森（Clark Larsen）所說：「當人類從狩獵採集生活轉向農業後，無論是臉部或下顎，尺寸都明顯變

小了。」[18]

然而，只要我們適時注意孩子的飲食、吃飯習慣、呼吸模式，以及我們所稱的「口腔姿勢」（oral posture，也就是不進食或不說話時下顎的位置），就可以改善或完全避免這場流行病引發的許多問題，下顎也可以恢復到我們的狩獵採集祖先、或是阿瑪納文化時期的生長模式。

一位較具健康警覺性的父母可以為孩子做很多事，而成年人也可以藉此為自己大幅減少某些疾病（例如心臟病和癌症）的發生機率[19]。已有大量證據顯示人生早期培養的一些簡單習慣會大幅改善孩子未來的健康，例如注意自己在呼吸、咀嚼以及不說話或未進食時，口腔所處的位置。只要平時注意這些問題，慢慢積累起來，就可以帶來更好的生活習慣，積極改變你的生活，改善健康，甚至讓你更具吸引力而更成功，進而改變你對自己的感受。其中最重要的關鍵，就是要意識到那些可能引起重大健康問題的「下顎」習慣，瞭解如何改掉這些習慣，才能為你的家庭和自己創造一個更美好的未來。這便是本書的目的。

我們將在書中展示各項證據，證明工業化的生活方式恰可解釋口腔顏面健康問題的流行情況，[20]並探討可能的解決方法。這些觀點並不代表牙科和齒顎矯正學的典型主流知識，但我們認為這些略顯異端的觀點必須受到重視。

我們所呈現的這種「少數」觀點有其歷史淵源，尤其

是來自正顎成長學家約翰・繆極具開創性的研究工作。卡恩在 2012 年聽了他的演講後，便帶著兒子去見他。約翰・繆透過「正顎成長療法」——一種鼓勵正常下顎生長發育的療法，成功治療了他的病人。正顎成長學是非常重要的一門學科，但其名稱不太理想；雖然在字根上有重大差異，但仍然很容易與標準的「齒顎矯正學」（orthodontics）相互混淆。＊因此，卡恩將「正顎成長學」重新命名為「前向矯正學」（forwardontics）以避免混淆；這兩個名詞的意思是相同的。從現在起，我們將在書中使用「前向矯正學」這個術語（除

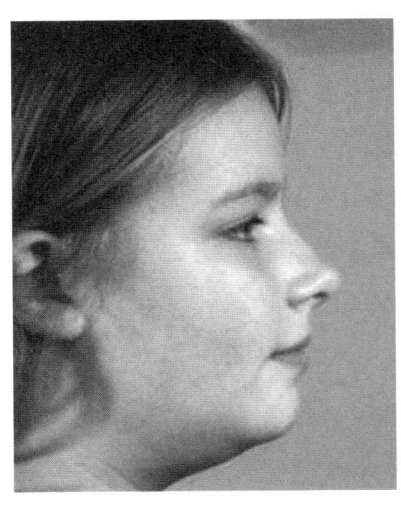

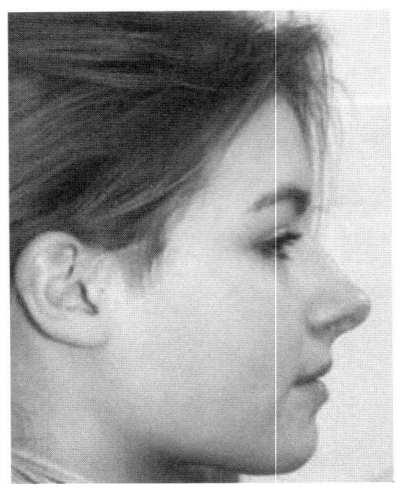

圖 6：齒顎矯正醫師繆的治療結果。
（John Mew 提供）

＊　譯注：在台灣，治療戽斗、咬合歪斜常用的「正顎手術」比較接近口腔顎面外科整形手術＋齒顎矯正療法，與此處所說的正顎成長療法有所不同。

34　Jaws: The Story of a Hidden Epidemic

非提到約翰・繆的工作,或引用到使用「正顎成長學」這個名稱的相關文獻),因為前向矯正學對於普羅大眾來說更具描述性,可以涵蓋所有關注於兒童和成人牙齒以及下顎前向發育的治療方法。

這種現代才有的「下顎—顏面—呼吸道」發育問題,是經過了一系列致力於此領域的科學家,以及包括約翰・繆醫師這樣的實際工作者的經驗,才終於被揭示了出來。他們觀察到顏面結構和慢性疾病的發生機率隨著時代演進產生了劇烈變化,並把這些變化與不同歷史時期和文化中的證據進行比對。除了進行動物實驗之外,還運用了人類遺傳學和發育的基本知識,並根據這些廣泛的證據,應用所學,得出理性的結論。這些努力終於讓科學家對這種影響口腔顏面健康的流行病,有了更深入的理解,也瞭解到結束這場流行病所需做出的改變。但很少有人試圖把這方面的複雜結果,以完整一致的故事呈現給大眾——這也正是我們希望能透過這本書實現的目標。

本書敘事的核心是關於你的健康和福祉——尤其是你孩子的健康,很可能已經因為一些習慣而面臨風險,但大多數人根本不會察覺有什麼問題。因此,以下便是你可以自問的幾個重要問題:

- 你的上顎和下顎的牙齒通常是接觸的或是分開的?

- 你多半透過鼻子呼吸嗎？
- 你可以一覺到天亮嗎？
- 另一半是否會抱怨你打鼾？
- 你的孩子每一口食物咀嚼幾次？
- 用特殊的「嬰兒食品」讓你的寶寶離乳＊是否有益？
- 你的孩子是否經常鼻塞？
- 孩子在吞嚥時，臉上是否會出現奇怪的表情？
- 你的孩子在睡覺時是否張著嘴巴？
- 你的孩子是否會把被子弄得亂七八糟？
- 你的孩子是否經常感到疲倦？

　　我們「如何吃」，可能和吃什麼一樣重要；同樣地，我們「如何呼吸」也可能和我們呼吸的空氣一樣重要；而我們「如何睡覺」，更與我們睡多久的時間一樣重要，因為這都會影響到口腔顏面的健康與否。

　　這些嚴重警告聽起來是否就像你以前聽過的飲食指示？比方說，我們都曾被新聞告知要避免某些食物，結果發現這些警告似乎只是短暫的流行，後來又會有「進一步的研究」推翻這些建議。例如從「脂肪對你有益」到「脂肪對你有害」，到現在脂肪又對你有益。咖啡對你有益，之後咖啡有

＊　譯注：離乳也稱斷奶，是指嬰兒從攝取母乳轉為食用一般固態食物的過程。

害健康，現在咖啡又有益健康了。麩質不好，維生素 E 很棒……諸如此類。當你閱讀本書時，裡面的訊息和建議聽起來也可能就像某些「飲食」好壞的內容，然而這本書並不是在提供一時流行的建議。書中有些訊息確實已經存在很長一段時間了，通常都是一些比較簡單的建議，類似媽媽曾經告訴你的「嘴巴閉起來嚼」、「坐直」、「多嚼幾下」。媽媽說的這些話其實很有道理，只是她當時並未意識到她所要求的不僅是禮儀和禮貌，同時也是在預防這個公共健康上的重大問題。

雖然口腔顏面流行病經過幾個世紀才發展起來，但自二戰以來，隨著西方文明高度工業化的文化普及，這種流行病的發展已隨之加速。因此，毫無意外地，你並不會在這本書裡找到一步到位的簡單解決方案，而是會看到一個更複雜的

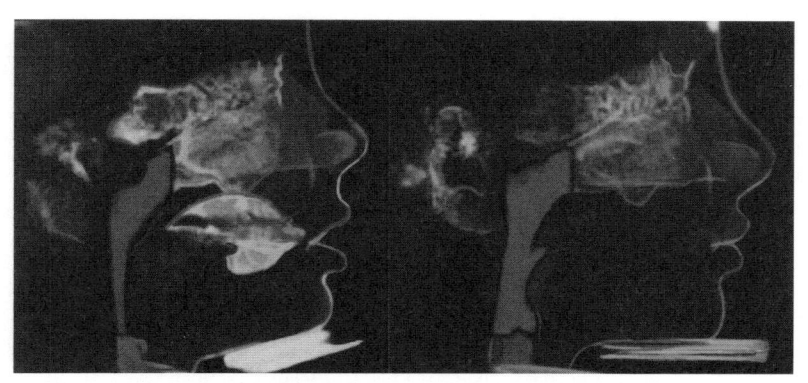

圖 7：男孩接受前向矯正治療和姿勢治療後，呼吸道得到改善。
這就是圖 6 提到的治療結果。

問題描述，提供預防和治療的建議——包括讓你對這項難題進行思考。

人們常說「臉是靈魂之窗」（face is the window to the soul），但臉同時也是顯示個人健康狀態的一扇窗。人類的臉部可以顯示出一些潛在健康問題的跡象，不僅包括口腔顏面健康的問題，也包括身體其他部位的問題，當然，臉部還會影響你的外表好看與否。目前在人類文化裡，會讓臉部變得不吸引人的一些習慣，很遺憾地，通常也是讓身體不健康的習慣。因此，整體而言，我們的社會正在發生一個鮮為人知的變化。雖然我們會藉由手術、牙齒矯正和其他科技手段來改變我們的臉部，但我們真正需要改變的是日常呼吸、進食和睡覺的方式。這種改變會對我們的外貌和健康產生比整形外科醫生的技術更為明顯和持久的改善。此外在某些情況下，依賴整形外科來解決健康問題和調整笑容的快速做法，很可能在一段時間後引發更多的問題。

本書的第一章開始於人類從健康的石器時代顎部，轉變到現代常見病態顎部——這是一種透過文化演變，而改變群體擁有的非基因訊息的例子。我們將討論這種長期以來的「天生—養育」問題所造成口腔顏面變化。第二章主要聚焦於咀嚼，但也涉及與口腔顏面流行病相關的過敏等其他因素。第三章會探討我們咀嚼的食物、如何咀嚼以及在哪裡咀嚼（在家或在森林中）的重要性。第四章講述了臉部吸引力

與顎部健康之間的關聯。第五章討論了人類顎部、臉部和口腔姿勢變化的原因和過程。第六章則聚焦於討論用口呼吸，以及其引發的疾病。接著在第七章我們將進入個人層面，指出你和你的家人可以採取什麼措施來防止這場流行病。第八章我們將討論如何判斷這場流行病的影響，並概述向牙醫尋求協助的可能途徑。第九章我們會擴大視野，討論社會文化能做出哪些改變，以協助我們對付這場流行病。

作為科學家，我們在整本書中當然會引用有關顎部發展、文化習俗、各種飲食和呼吸環境，以及相關健康與外貌問題的科學文獻。然而，正如自然科學和社會科學結合討論經常出現的情況一樣：這類文獻既稀少又相當零散。部分原

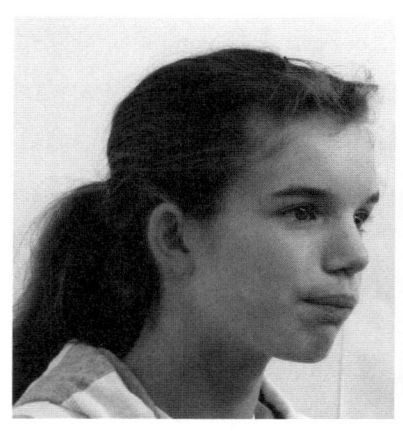

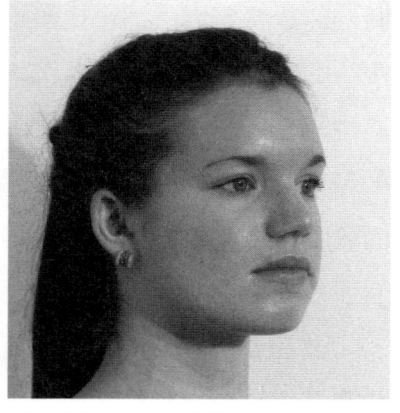

圖 8：左圖裡的孩子被告知必須進行手術來矯正下巴後縮的情況。
使用 Biobloc 活動式擴張器（一種可拆卸的矯正器）和姿勢練習進行矯正治療後，產生了明顯的穩定效果（右圖）。傳統齒顎矯正或整形外科無法產生如此明顯的顎骨變化。（John Mew 提供）

前言　39

因在於，對「人類」進行受控觀察或進行實驗（尤其是像睡眠呼吸中止症這種問題）會有很嚴重的倫理限制。此外，因為這類研究必須對事先選定的對象進行長期追蹤，也會遇到後勤以及（尤其是）資金上的限制，使得進行這類「前瞻性」研究變得更加困難。然而，這些前瞻性研究是對人類群體健康的研究裡最可靠的黃金標準。不過，要讓幾百名研究對象長期保持某種行為（例如長時間食用特殊飲食）、保持精確的紀錄，並進行多次訪談，過程既不容易也不便宜。所以前瞻性研究通常需要大量的資金和耐心，並且需要進行長時間的定期追蹤，這些後續追蹤可能會持續進行多年。

因此，目前大多數相關研究都是相對非干預性、較為簡單且成本較低的「回顧性」研究。例如詢問成年人在他們小時候的飲食習慣，然後比較那些曾經是素食者或從小喜愛吃牛排的群體目前的健康狀況。這類研究雖然可以提供大量的有用訊息，但也有一些先天限制，包括受訪者記憶的準確性如何？受訪者的回答會不會因為他們揣測訪問者想聽的內容而受到影響？如果表達問題的方式不同，得到的答案會不會有所差異？

要探索在前向矯正學（正顎成長學）研究中，約翰·繆及其同事所用到的技術，就必須面對這些問題，甚至更多其他問題。然而，目前最常見的「齒顎矯正學」是一項明確的、專業化的醫療╱牙科治療，並涉及大量牙醫從業者，因

此成為了相對標準的醫學研究主題。相比之下，前向矯正學則主要是一項姿勢學科，由一小群齒顎矯正醫師和一般牙醫，跨行從事研究與執行。它比傳統齒顎矯正學更難實踐，而且在財務上也比較不具盈利性，其成功的關鍵必須高度依賴於患者的合作。因此前向矯正學很容易被牙醫研究界忽視，以致前向矯正學的結論往往要靠較小的樣本群、某些軼事類型的說法、求助患者的攝影紀錄（亦即並非隨機抽樣的個體）等資料來推斷。

由於有這些先天限制，我們有義務提出某種警告。我們主要關注的是在快速工業化世界中，與人類口腔顏面發育有關的問題。所以我們對於某些問題的回答較為明確：如現代環境中的兒童成長過程，尤其是他們如何咀嚼、在不進食或不交談時如何休息口腔，以及他們接觸到的過敏原等，都可能對顎部、顏面和呼吸道的發育產生重大影響。

但我們似乎還注意到另一種可能，亦即口腔顏面對於較

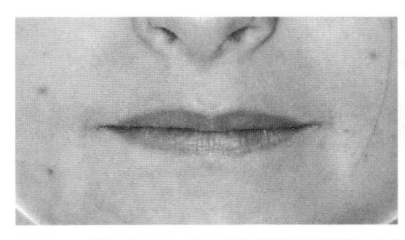

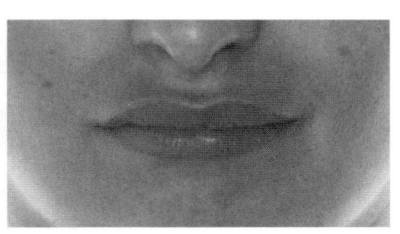

圖9：當下顎向前且姿勢得到矯正時，嘴唇會變得更加豐滿（十二個月的變化）。

新的工業時代環境的反應，是導致睡眠呼吸中止症的增加的主要原因；醫學界已知這種症狀會造成極大壓力，而壓力又反過來會導致一系列嚴重的慢性疾病。然而，關於壓力的規模以及如何導致這些疾病加重，或使壓力與這些疾病相互關聯的機制，證據通常極為薄弱，甚至幾乎沒有。

在某些情況下，我們只是簡單地進行推論。例如我們懷疑狩獵採集時期的兒童很少打鼾，但我們尚未找到支持此種觀點的證據——我們並沒有來自與昆族人（!Kung）*一起生活並瞭解他們睡眠習慣的研究者的文獻，也沒有證據可以證明在人類的長時間遷徙過程中，打鼾的孩子會吸引獵豹前來捕食。然而，考慮到打鼾與現代顎部結構、用口呼吸等因素之間的關聯時，[21] 我們認為我們的狩獵採集祖先不太可能是重度打鼾者。但無論如何，當我們只是推測時，會盡可能地清楚表明此事，在語意上表現出來，也會說明我們為何如此推測。

總而言之，本書的目的是向你介紹這項關係到口腔顏面健康的重大問題，這些問題就像「麩質食物」一樣——曾經簡單且微不足道的一片麵包，現在卻是生活中必須嚴加注意的一部分。本書的目的也在於幫助你決定是否要採取任何行動，來改善你的健康和福祉。這是一本為「思考者」準備

---

* 譯注：一支生活在非洲南部的部族，一直到 1970 年代都過著狩獵採集生活。

的指南,而不是一本照本宣科的食譜。因此,請繼續閱讀下去,並做出你自己的決定。

第一章
從原始人的大嘴到現代人的咬合不正

　　看見本書書名，你最先讓想到的可能是鯊魚，*但人類的顎部實際上才是這個故事的核心。我們的上顎，嚴格來說應該稱為「上頜骨」（maxilla），看起來像是頭部顱骨的基底，但實際上它是由兩塊骨頭組成，左右兩側融合在一起。而我們的下顎，嚴格來說稱為「下頜骨」（mandible），同樣是由兩塊骨頭融合而成。如果顎部發育正常，它們會為所有牙齒提供充足的空間；上顎和下顎會在發育過程中移動和變化，牙齒也能很正確地咬合。然而這個過程自我們的祖先開始使用工具、烹飪、停止遊牧的狩獵採集生活，並於大約一萬年前定居以及開始從事農業後，逐漸發生了改變；隨後我們的歷代祖先創造、並邁向了我們今天所知的文明。而如我們所見，這種改變帶來的結果，就是咬合不正。

　　證據顯示，關於咬合不正的某些常見觀點是錯誤的。最主要的說法是咬合不正來自「基因」混合不良所引起，故

---

* 譯注：本書英文原名《Jaws》，除了是電影《大白鯊》的片名外，亦為下顎之意。

事多半是這樣敘述的：人類在幾萬年前離開非洲後，開始在地球上四處遷徙，和具有不同特徵的群體相互混合，有大牙齒的男性和有小顎骨的女性結婚，因此生下了咬合不正的後代。事實上，咬合不正並非由糟糕的基因配對，或是父母擁有產生不同臉部結構的遺傳基因所引起——如小孩繼承到父親的巨大牙齒和母親的小巧顎骨之類的說法。[1]哈金斯醫師（Dr. Hal A. Huggins）在他的書《為何養育醜小孩？》（*Why Raise Ugly Kids?*）[2]中，比較了「基因混合」的論點，說道：「如果把馬和驢交配，你就會得到一匹出色的工作動物，可以在農場上運用牠們。但你知道嗎？我從沒見過哪一匹騾子具有馬的牙齒和驢的顎部。」*

除了極少數人，每個人都擁有讓牙齒、顎部和舌頭正常發育的 DNA。畢竟，經過幾百萬代的演化，擁有正常發育組合的個體當然會比那些無法完美進食的人留下更多後代——這就是「天擇」的作用。這些成功繁殖的祖先所擁有的 DNA，亦即從父母平均繼承而來的基因，讓他們能夠組成一個完整的成人。透過這種長期天擇的演化過程——擁有某些基因組合的人，會比擁有其他基因組合的人產生更多後代，因此兒童發育時的平衡發展，可以在多種自然環境中維持。

---

* 譯注：騾子並沒有因為馬和驢的性狀混雜而導致缺陷，而證明混血不一定會產生畸形或劣質的後代。

這是為何就算擁有藍眼睛和棕色眼睛的父母結婚，也幾乎沒有孩子會是一隻藍眼睛加一隻棕色眼睛；美式足球後衛和嬌小女性的後代身上，並不會同時出現寬闊肩膀和纖細小腿。

　　為了發揮 DNA 的功能，生物要靠合適的分子來創建細胞、組織和器官。良好的繁殖者要組成健康的下一代個體時，也必須取決於安全且能有效支持的子宮，這是生命前九個月進行發育之處。而天擇也讓我們的物種在特定的後天環境中演化，發育中的個體也會透過特定的進食方式來獲取營養。個體將學會爬行、蹣跚學步和走路，這樣的環境會與 DNA 互動，促使人類發展強壯的腿部肌肉。而當環境合適時，個體也會抵抗地心引力對於下顎的拉力。我們認為，這

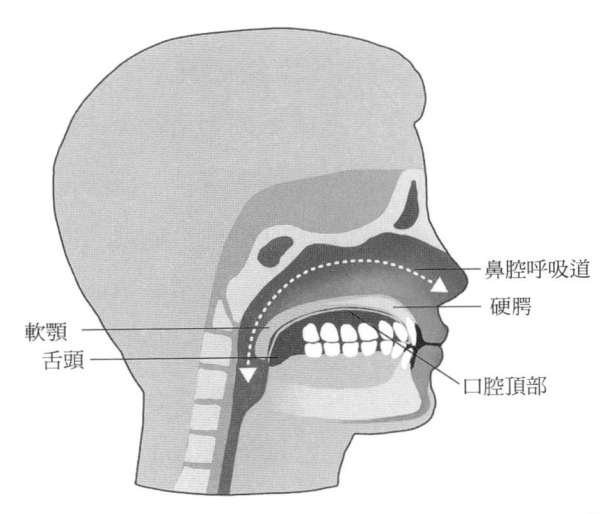

圖 10：正確的口腔姿勢：每天保持舌頭放在上顎、嘴唇緊閉、牙齒輕微碰觸四到八小時。

個「合適的」環境，應該是由堅硬的食物、長時間的咀嚼，以及不說話或不進食時嘴巴閉合、牙齒輕微接觸、舌頭保持在口腔上方（上顎）的姿勢所組成。這也是個體發育時（尤其是在夜晚），顎部大部分時間應該保持的環境。

基因帶給我們的東西，需要經過許多世代的演變才能對新環境作出反應。而且只有當某些基因配置的個體比其他個體繁殖了更多後代，這些基因才能發揮作用。換句話說，現代工業化社會的成員（也就是我們），仍然得使用過去狩獵採集環境下建構的個體基因。所以我們帶著石器時代的基因，進入了太空時代；這些過去的基因是為了適應狩獵採集者日常飲食，為了產生過去所需的顎部發育而演化。這樣的情況，為我們帶來了一些不良後果。

人類基因在石器時代的飲食和顎部休息姿勢下，經過了大約三百萬年的演化，形成寬大的上顎和下顎，每顆牙齒都能完美排列，顎部也能無擁擠地咬合，沒有咬合不正的情形。這些基因與當時的環境相互作用，造就了空間充裕的呼吸道。然而，自從農業革命和隨後的工業革命以來，飲食和顎部休息的環境模式發生了重大變化。社會文化已經逐漸適應了在農業出現後較容易取得的軟質離乳食品，以及搬進「室內」生活後，不再需要為食物四處奔波所帶來的舒適和安全。

但這是否意味著「環境」的影響比「基因」更強大呢？

並非如此。為了簡化基因與環境的相互影響，我們可以把一個人想像成一個矩形的「面積」：面積是由寬度（基因計畫）和長度（執行這些計畫的環境）共同決定。我們無法說明在創造矩形的過程中，到底寬度或長度哪個比較「重要」；就像我們無法說明在創造一位小亨德里克（Hendrik，譯注：任意人名）時，到底是基因或環境哪個更「重要」一樣。一個橄欖球場可以透過把長度或寬度加倍來增加面積。長度或寬度改變時，我們雖然可以解釋為何面積改變，但這並不會改變面積由「寬度和長度共同決定」的事實。

如果亨德里克的母親生活在二戰結束期間，並在荷蘭發生的饑荒時差點死於飢餓的話，我們可以說這位亨德里克之所以會有相對較低的出生體重，多半是由於環境變化所引起的。但我們無法因此說他的體重受到環境的影響，比受到基因的影響更大。因為在食物短缺的情況下，基因與環境的互動也會發生變化。*

這也就是為何我們可以斷言，我們的物種把石器時代的顎部基因計畫帶入了 21 世紀——因為顎部是基因與環境互動下的產物，但環境在幾千年內發生了劇變，基因則沒有（尚未來得及）發生改變，其結果就是我們所謂的口腔顏面健康

---

* 譯注：此為表觀遺傳學的著名研究案例，詳細內容可以搜尋二戰期間的「荷蘭大饑荒」。

第一章　從原始人的大嘴到現代人的咬合不正　49

的下降。也正是這個原因，我們不得不將焦點轉向「非基因變化」的其他因素，來解釋咬合不正和其他現代口腔顏面問題的增加。

記住上述這些觀點對閱讀本書會很有幫助。但也請記得，人與人之間有著很大的差異，這些差異源於基因和文化、個性、經歷的不同，以及這些差異如何交互作用。並非每個人都有不良的口腔姿勢，也不是每個口腔姿勢不良的人就會因此遭受嚴重的後果，而且也不是每個有口腔姿勢問題的人都能獲得解決。

根據我們目前的發現，顎部隨著新飲食和城市化而改變的情況，最早出現在 1830 年代。在美國內戰前二十年，費城律師卡特林（George Catlin），同時也是一位才華洋溢的畫家，展開了前往美西的一系列旅行，這也讓他成為了著名畫家和美洲原住民文化學者（民族學家）。他看到一群美洲原住民經過費城，對他們產生了濃厚興趣，因而決定記錄原住民的生活方式。最終他宣稱自己曾造訪一百五十個部落，涵蓋了超過二百萬人，遍布整個西半球（包含北美洲和南美洲）。卡特林的美洲原住民肖像畫創作於他們的文化接觸歐洲文化而受到改變之前，成了如今被收藏於史密森美國藝術博物館的珍貴檔案。

當他在那些與歐洲定居者文化相對隔絕的族群間旅行時，卡特林對於自己成長的歐洲背景下，人們在臉部結構、

姿態方面和美洲原住民之間的差異,留下了深刻的印象。他比現代科學家如克萊恩等人,更早注意到現存頭骨的顎部變化。在曼丹印第安人部落(Mandans,該部落擁有九千人)中,他檢查了幾百顆漂白過的頭骨,寫下:「我為孩子頭骨的比例之小深感震驚;但更讓我驚訝的是,這些美麗的牙齒無論年齡大小,幾乎都完美無缺、毫無畸型。這些頭骨上的牙齒都精緻地排列在一起,因為下顎牢牢地與頭骨的其他部分連接。」[4]

他注意到美洲原住民通常睡在戶外,而且幾乎一直保

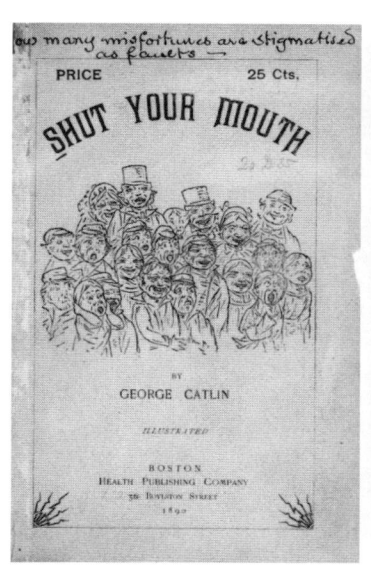

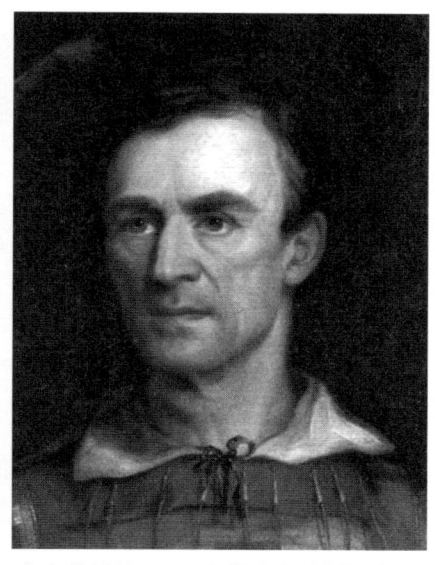

圖11:《閉上嘴巴,拯救生命》,由卡特林於1861年撰寫與繪製插畫。
卡特林的書名說明了早在19世紀,他就已經知道把嘴巴閉起來對於健康的重要性。右為卡特林的自畫像。

第一章 從原始人的大嘴到現代人的咬合不正 51

持嘴唇閉合。他們的婦女哺乳時，母親會在嬰兒吃完奶離開乳頭後，用手指把嬰兒的嘴唇閉起來；這是歐洲背景的母親不會有的行為。原住民不僅稱歐洲人為「白臉人」，還稱他們為「黑嘴巴」，因為他們的嘴巴經常張開，下顎垂下。此外，卡特林還注意到與歐洲文明接觸較少的印第安種族，通常比新來的歐洲定居者健康得多。他看到埋葬的骨骸中，原住民兒童的頭骨非常少，所以他詢問許多原住民部落長者關於兒童的死亡率，以下是曼丹部落的情況：

> 我從首領處得知，他們很少有十歲以下孩子死亡的情況；我也親自檢查了他們村莊後方墓地的死者屍體，這些屍體按習俗用皮革包裹，分開安置在由樹枝搭成的小架子中，直接擺放在草原上。在大約一百五十具屍體中，我只發現了十一具兒童遺體，這點可以印證首領們告訴我的話──十歲以下的兒童死亡非常罕見；這在我進一步發現並調查屍體架上的保存頭骨後，也得到了證實……我所陳述的這些情形，亦即觀察兒童健康狀況的異常案例，與我所記錄其他部落的情況差異不大；曼丹部落的孩子們在精神和身體上，幾乎都能免於各種畸型的情況，這點並非該部落特有的現象。事實上，幾乎所有生活在美洲大陸、過著原始生活方式的部落，都

有類似的情況。[5]

反觀當時歐洲的兒童死亡率相當高；從 1850 年代的歐洲死亡紀錄可以看出，大約四分之一的兒童會在五歲之前去世，[6] 並且只有四分之一的人能活過二十五歲。[7] 在大城市的死亡率更高。所以我們可以推測，在美洲東北部的較文明城市中，一定也有許多兒童早逝。相較之下，美洲原住民的孩子似乎比較健康。

卡特林原本是習慣用口呼吸的人，當他觀察到這些印第安人從不用口呼吸，身體也極為健康後，他改變了自己的呼吸方式，學會了習慣用鼻子呼吸：

> 像我這樣，從少年到中年，因為這個孱弱身體的不自然習慣，遭受過除了死亡之外的各種不適和病痛。後來，透過堅定不移的努力，我終於擺脫病痛，獲得了一種新的生活契機和對於休息狀態的享受——這讓我在年紀漸長時，依然能夠保持健康，不會承受長途旅行的曝曬與困苦所帶來的後果。[8]

他希望能說服他人相信「印第安人生活方式」對於健康的好處，因此寫了一本小書《生命的呼吸》（*The Breath of Life*，1861），[9] 後來改名為《閉上嘴巴，拯救生命》（*Shut*

Your Mouth and Save Your Life）。[10] 該書譴責了用口呼吸的習慣，認為這種習慣會帶來一系列的健康問題，其中也包括「牙齒紊亂」。這項觀點似乎預見了今日普遍存在的咬合不正問題，並為齒顎矯正醫師創造了巨大的市場。以下是卡特林書中另一段簡短的摘錄，可以讓人感受到他對這個問題嚴重性的看法：

> 人類最可惡、最令人作嘔、最危險的習慣⋯⋯就是睡覺時張開嘴巴，這種習慣只有一種確定有效的治療方法，那就是在嬰兒時期就進行矯正⋯⋯因為在成年後，由於長時間持續張嘴，肌肉異常拉長，顎部的錯位將更難矯正，相關疾病也更難治療；但即使如此，仍然有機會可以改善，例如可以用繃帶固定，讓下顎在睡眠時被綁住；但這些方法依舊無法長時間將嘴巴閉上，目前發明過的任何機械裝置都無法辦到。這種方法當然有機會帶來短暫的好處和部分緩解──但我相信，對成年人來說，唯一有效的治療方法就是成年人的自覺。我也一直確信，對於那些在睡眠時，嘴巴和肺部始終開放的人來說，早死是難以避免的，因為他們的嘴巴和肺部將是大氣中所有瘴氣（以及溫度變化）的容器，這些不良因素會時時刻刻圍繞著他們。[11]

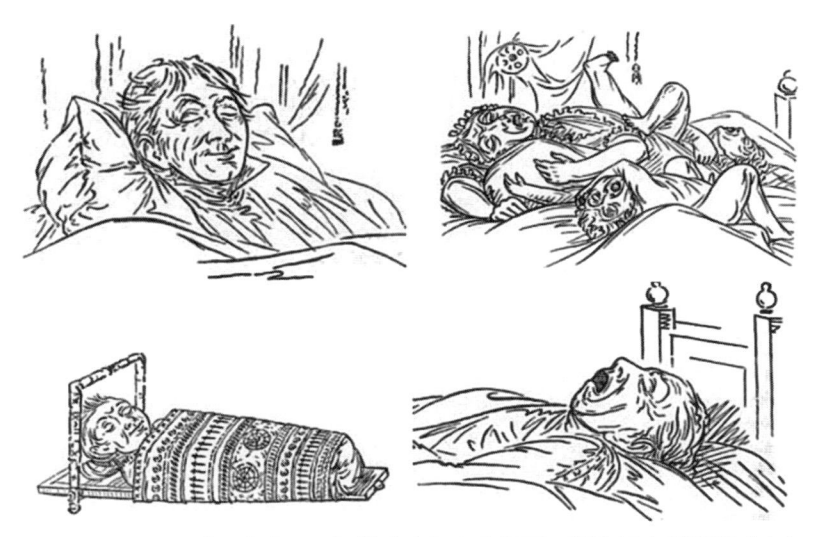

圖12：卡特林的《閉上嘴巴，拯救生命》書中插圖，對比了自然睡眠（左）和非自然睡眠（右）的情況。

剛開始接觸卡特林的觀點，可能會讓人覺得有些古怪，或者至少覺得「很乖僻」。然而這些觀點是在一百五十多年前寫下的，當時的人們還相信瘧疾與用口呼吸和「空氣中的有毒顆粒」有關，而且當時的醫學界也有不少人持相同觀點。卡特林對美洲原住民的崇敬和同情，在那個時代來說相當特殊；他視他們為與大自然和諧相處的「自然人」（natural men）——這是種來自啟蒙時代的理想化觀點。[*]他也正確理

---

[*] 譯注：啟蒙運動思想家們傾向於將未受歐洲文明影響的「自然人」視為一種理想狀態，認為他們與大自然更親近，生活更純粹。

第一章　從原始人的大嘴到現代人的咬合不正　55

解了這些原住民所受到的不公平待遇。[12] 更重要的是，他是一位出色的觀察家，遠遠領先他的時代，很早就意識到了用口呼吸帶來的諸多危害。[13] 雖然他當時的解釋並不完全正確，但後來的研究證明了他確實有觸及某些關鍵問題。人類學研究證明，人類的口腔長期以來正在持續縮小。[14] 由於人類使用石器作為工具已有至少三百三十萬年，[15] 這可能就是口腔逐漸縮小所經歷的時間。石器工具使人類更容易轉向肉食，因為工具可以把肉切成小塊，減少了咀嚼的需求，所以也就不再需要強大的下顎。而使用石器作為杵臼來研磨食物，可以使其變得更小且更容易消化，同樣也會減少咀嚼的時間。烹飪當然也會減少為了讓耗能大腦獲取營養所需的咀嚼時間，不過石器工具的使用比烹飪早了一百五十萬年。

正如在本書開頭時所說，史丹福大學的演化學家克萊恩曾說，他從未見過早期人類的顱骨有咬合不正的情況。[16] 哈佛大學的演化生物學家李伯曼（Daniel Lieberman）在他的著作《從叢林到文明，人類身體的演化和疾病的產生》（*The Story of the Human Body*）一書中，也證實了這種模式。他寫道：「我所工作的博物館擁有來自世界各地幾千個古代顱骨。最近幾百年來的顱骨，多半都是牙醫的噩夢：充滿蛀牙和感染，牙齒擠在一起，約四分之一的顱骨有阻生智齒。前工業時代農民的顱骨也滿是蛀牙和看起來很疼的膿腫，但有阻生智齒的顱骨少於5％。相較之下，大多數狩獵採集者的

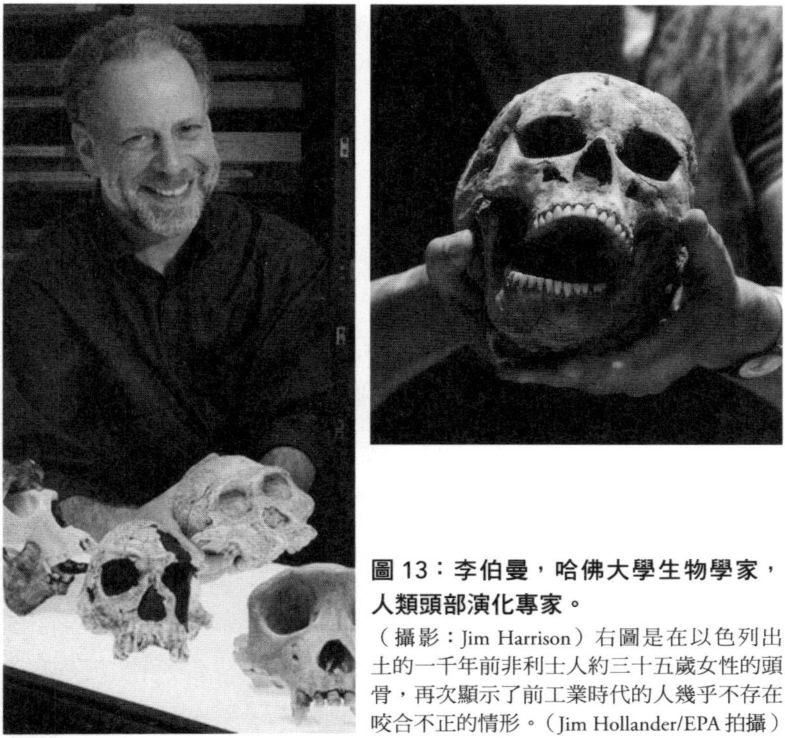

圖 13：李伯曼，哈佛大學生物學家，人類頭部演化專家。
（攝影：Jim Harrison）右圖是在以色列出土的一千年前非利士人約三十五歲女性的頭骨，再次顯示了前工業時代的人幾乎不存在咬合不正的情形。（Jim Hollander/EPA 拍攝）

牙齒幾乎都很健康完美。很明顯地，在石器時代並不需要齒顎矯正醫師和一般牙醫。」[17]

然而，在法國的一個骨骸樣本中有記錄到古代人發生牙齒擁擠的現象，該遺骸距今約有幾千年。[18] 最近在以色列卡夫澤（Qafzeh）洞穴的早期現代人遺骸中，也發現了一個大約十萬年前的牙齒擁擠情況。[19]

這些例子顯示出即使在我們的遠古祖先中，也可能出現

咬合不正。當然，這並不令人驚訝，因為他們所處的環境差異相當大。也許早期的法國地區有著異常柔軟的飲食，這項推測是出於這些骨骸的牙齒較少出現磨損。咬合不正也可能在現代的傳統社會中出現，甚至在亞馬遜地區的一個高度近親繁殖的族群中都有紀錄，[20] 這也說明了正常的口腔顏面發展，有時會因為遺傳因素，而在族群的層面受到干擾。事實上，卡夫澤洞穴的族群有很高的近親繁殖率，可以推測這個人類顱骨的咬合不正與族群的遺傳有關。

然而，已經有壓倒性的證據可以說明，狩獵採集者族群咬合不正的情況極為罕見。而在早期農業社會和中世紀人群中，牙齒擁擠的情況也比後來的工業化社會要少得多。[21] 一項研究比較了一百四十六個來自挪威無主混葬墓地裡的中世紀顱骨與現代顱骨，結果顯示「在過去四百到七百年間，奧斯陸地區咬合不正的發生率和嚴重程度明顯增加」。[22] 被評估為「急需」或「明顯需要」牙齒矯正的顱骨中，中世紀樣本只佔36%，現代樣本中則為65%。而目前瑞典的人口中有10%被認為「必須」進行牙齒矯正。換句話說，對這一百多具顱骨進行檢查可以發現，來自中世紀的顱骨咬合不正的情況，遠比現代斯堪地那維亞人來得更少[23]。

關於下顎大小的問題，瑞典齒顎矯正學家萊塞爾（Lennard Lysell），對1951年發現的一個中世紀墓地中的骨骼遺骸進行了極為仔細的測量。[24] 他選擇了約二百五十具11

世紀到 13 世紀的骸骨中，保存了最多牙齒的九十七位成年人進行研究。萊塞爾以這些中世紀瑞典顱骨樣本代表當時的一般人口，再將顱骨測量結果與丹麥和瑞典的現代顱骨樣本進行比較。他的研究結果與其他瑞典研究者的發現一致：自中世紀以來，人類下顎的寬度已經逐漸縮減。

他的研究結果也被另一位牙科醫生拉維爾（Christopher Lavelle）的研究加以證實。該研究比較了羅馬—不列顛時期（西元 43-400 年）、盎格魯—撒克遜時期（西元 410-1066 年）和 19 世紀的二百一十具骨骸下顎。拉維爾的研究證明，隨著現代來臨，飲食的粗糙度降低，英國人的下顎尺寸也隨之下降。[25] 四、五百年前保存較好的顱骨樣本也顯示當時幾乎沒有咬合不正的情況。此外，還有大量證據支持人類學家的結論，亦即現在的下顎和臉部在大小和形狀的成長上，已和過去有所不同。[26]

正如牙醫人類學家科魯奇尼（Robert Corruccini）所說，各種跡象在在證明了：「在技術更先進的社會中，過去一百五十年來咬合不正的發展趨勢加快了，而在此之前六千年間的變化相對較為和緩。」[27] 舉例來說，對比 1880 年代和 1990 年代的奧地利男性顱骨，20 世紀的顱骨明顯出現了更多咬合不正的情形。[28]

雖然我們還需要更多關於飲食和下顎成長關聯的資訊，才能準確地描繪這種下顎擁擠的流行病起源，但我們稍後將

討論的證據，顯示了人們從傳統飲食轉向工業化飲食後，可以在一代人內就導致口腔顏面發育出現明顯的變化。這種下顎逐漸縮小的過程，似乎隨著工業化進展突然加速了。

關於過去千年的飲食變化對下顎發育造成的影響，我們能獲得的資料越多就越有幫助。可惜的是，大多數有關飲食變化的文獻，關注的都是食物的含有的營養以及糖尿病、肥胖等疾病，而非食物軟硬度以及對下顎發育的影響。[29] 無論如何，現代人進入戴牙齒矯正器時代的速度，可以證明咬合不正的增加是由於文化、而非基因變化所導致。[30]

在這一系列證據中，盧卡斯（Peter Lucas）這位人類學家及其同事得出的結論是，哺乳動物飲食的硬度變化，會導致下顎變小和咬合不正：「現代人類的牙齒擁擠，被認為是使用工具來磨碎食物，以及用烹飪來改變食物機械特性（例如硬度）等綜合作用下的結果。」[31] 正如我們將看到的，用口呼吸對兒童帶來的影響——尤其是由於移居室內後，過敏和鼻塞情況的增加（往往來自托兒所中的感冒傳染），[32] 似乎完整描繪了整個故事。這些文化上的改變，尤其是傾向食用「較軟食物」的趨勢，[33] 也進一步導致了下顎發育的變化。[34] 最終，在某些情況下，沒有足夠的空間讓最後的臼齒（智齒）長出（從牙齦中冒出），從而導致前面提過的「智齒阻生」。在美國，發生智齒阻生的情況時，往往會進行常規但並非必要的拔除手術。這類手術成本極高，也會引起一

般看牙時可能造成的疼痛、腫脹、瘀傷、感染和其他不適。此外，每年有大約一萬一千名患者因手術過程導致的神經損傷，造成無法復原的唇部、舌頭和臉頰麻木。根據牙醫及公衛專家弗里曼（Jay W. Friedman）估計，約有三分之二的智齒拔除是不必要的，這件事「構成一場無聲的『醫源性傷害』流行病，且對數以萬計的人造成終身不適和殘疾。」[35]

第二章
最常咀嚼的

　　具有語法的語言讓人類的多種文化發展成為可能，其中當然也包括農業的演進。這是因為原始單純的呼喝聲和手勢，無法有效傳達類似「幫我挖一條水溝，把水引到那片我灑下種子的土地上」等複雜的概念。農業大約是在一萬到六千年前開始出現在世界各地，帶來了人類飲食的重大改變。起初，人類開始讓有用的植物在居住地附近生長（農業），並促使動物圍繞在居住地四周（馴養），作為男人狩獵和女人採集植物（尤其是塊根）以外的食物補充。這個過程也帶來一系列重要影響。農業讓部落變得更偏向定居，並開始生產出多餘的食物。這點又進一步讓某些人可以專注於非食物生產的活動——製作工具（工匠）、保衛營地並維持秩序（士兵）、教育年輕人（教師）、安撫惡靈（祭司）——進而奠定了我們所認知的文明基礎。農業解放了部分人口，讓他們不再依賴自行獲取食物維生，而寫作的發明則結束了對人類大腦儲存資訊的依賴；兩者共同開啟了現代社會演變的大門。這也就是我們現在能夠擁有工業化飲食、室內

生活、關於飲食的書籍、齒顎矯正醫師,以及坐在電腦前的作家的根本原因。

人類學家和考古學家記錄了「飲食多樣性」在人類歷史中的重要性,[1] 並指出了農業出現帶來的飲食變化[2] 以及新的飲食方式。舉例來說,科丹(Loren Cordain)博士和他的同事們詳細探討了狩獵採集者與早期農業者飲食的營養差異,並正確地指出了人類在大多數情況下,並沒有足夠的時間對伴隨農業而來的新食物選擇進行基因層面的對應演化(農牧民族的「乳糖耐受性」演化是其中較為突出的例外)。[3] 自從我們的祖先「定居」以來,飲食的基本組成顯然發生了變化,包括食物的升糖負荷(glycemic load,與碳水化合物含量相關)、不同營養素的取得、纖維含量以及食物加工方式等方面。科丹博士因為提倡極具爭議性的「舊石器時代飲食」(paleo diet)而聞名,這種飲食是以高蛋白質和低碳水化合物為主要特點;在他對於「奉行舊石器飲食者」的研究中確實發現了某些優點。[4] 有趣的是,正如我們注意到的,儘管我們有廣泛的飲食相關文獻,但對飲食的「軟硬度」和所需的「咀嚼」歷史,多半付之闕如。就算咀嚼顯然對口腔發育有著重大影響,甚至導致了下顎的縮小。[5]

在人們開始定居生活之後,就不再以刀子作為主要的用餐工具。在過去,通常會用刀子切下一塊肉,然後把肉一端抓在手上,一端用牙齒咬著吃。[6] 湯匙無疑是最早出現的新

工具,因為它只需從貝殼或形狀適合的木片等自然物改良即成。叉子則較晚出現,可能是為了在烹飪肉類時用來操控食物而誕生。湯匙和叉子在古埃及和中國都有使用記載,筷子則可追溯到中國的新石器時代。[7]總而言之,餐具與較軟且較碎的飲食有關。人們不再以咀嚼堅硬的肉類為主,而是開始食用煮熟的米飯和其他食物,並將較堅硬的食物切成小塊放在盤子裡。水果也在農民的人為選擇下,演化成較軟、較甜的品種。[8]我們的猿類祖先尚未發展出烹飪技術,所以一天中大約有一半的時間都在咀嚼堅硬的食物,但這種情況隨著使用火而大幅下降。而且咀嚼硬物在農業社會變得越來越少見,隨著工業化社會的發展,情況更是如此。[9]作為一名演化學家,李伯曼的結論是:咀嚼機制的力量不僅可以幫助你的下顎發育成合適的大小和形狀,還能幫助你的牙齒在下顎內正確排列。[10]所以咀嚼方式的變化,也會改變人類的下顎和臉部結構。

基因演化的過程相當緩慢,即使文化發展減少了必須長時間咀嚼以獲得營養的需求,但讓口腔顏面發育的基因,依然有著對「硬食咀嚼環境」的需求。西方工業化造成飲食軟化的具體演化年代仍未確定,但我們可以找到一些線索。舉例來說,人類自古以來就有對甜食的偏好,但在農業演進初期,這種需求必須靠搶奪蜂巢來滿足,也就是說這是一種「有限」資源,必須在蜜蜂的反抗下取得。古羅馬的富人將

蜂蜜廣泛用於多樣飲食中；貧困的羅馬人則吃更簡單的飲食，尤以麵包和濃湯為主。[11] 在中世紀富人的飲食中，蜂蜜被廣泛用於各種蛋糕、布丁、水果餡餅、炸餅等甜點中，這些當然都是軟質食物。[12] 遺憾的是，我們未能找到有關中世紀或羅馬時代，貧富階級之間牙齒咬合不正的記載。在甘蔗出現之前，蜂蜜一直是富人享用的甜食。直到 16 世紀歐洲占領加勒比海地區，由於那裡非常適合生產甘蔗，並有可怕的奴隸貿易提供勞動力，使得這種「白金」成為商業環節的主要角色；價格下降之後，歐洲的普通人也可以享用大量柔軟、甜味的食物了。

我們推測，進食軟質食物（和咬合不正）的顯著增加始於 19 世紀。當時，絞肉機的發明讓漢堡成為主食，冰淇淋也開始廣受歡迎，[13] 大規模生產的嬰兒食品首度問市，[14] 而且不巧的是，罐頭食品也在我們推測的這個時期開始流行。

這種從青春期到成年期，終身食用工業化生產的（較軟）食物的飲食習慣，進一步惡化了「下顎發育較小而讓牙齒擁擠、不整齊」的問題。有些人認為我們可以從 1930 年代的一個著名實驗學到一課，這項實驗由波騰傑（Frances Pottenger）博士進行，然而他的實驗對象並非人類，而是貓。[15] 波騰傑餵食一組貓吃軟的煮熟食物和經過巴氏殺菌的牛奶，並將其發育情況與吃傳統生肉飲食的貓進行比較。那些食用煮熟食物的貓，長得都比吃生肉的貓小，並且出現許

多健康問題，甚至無法繁殖。[16] 不幸的是，這項 1930 年代的實驗也有著許多無法避免的實驗缺陷，例如波騰傑對貓的營養知識不足等。而目前的研究也顯示，現在的貓在食用煮熟的貓食後，依舊能夠茁壯成長且繁殖力強盛。[17] 不過，人類和貓當然是完全不同的動物！

　　有些牙醫追隨卡特林的創新路徑，將食用西方飲食的人群與原住民人群的口腔健康進行比較。1930 年代，美國牙醫協會研究部門的創始人暨 1914 至 1928 年間協會主席的普萊斯（Weston Price），走遍全球觀察原住民社群的牙齒。他發現這些傳統社會下的成員，通常不會出現美國普遍存在的蛀牙、牙齦疾病或牙齒擁擠等現象。他的觀察方法具有重要意義，但他在關於蛀牙發生率以及與現代飲食的關係等許多結論至今仍存在爭議。[18] 普萊斯的理論是，隨著西方飲食中精製麵粉、糖和巴氏殺菌牛乳的普及，讓蛀牙、牙齦病等問題逐漸加重，[19] 正如我們即將看到的，這些論點背後有其道理。當然，他最重要的貢獻還是把傳統社會的人群與城市化、工業化社會的人群進行比較。正如他所注意到的，傳統社會中的人沒有咬合不正的問題；而且即使是在西方社會中經常帶來麻煩的智齒，也能在原住民寬大、光滑的牙弓中合適地容納進來。

　　普萊斯認為原住民在轉向西方飲食後，僅僅在一代人之內臉部形狀就發生了變化。然而，普萊斯的錯誤在於他把這

些差異歸因於飲食的「營養組成」，而忽略了與下顎結構相關的飲食問題在於飲食所需的「咀嚼」程度。這點可以透過兩個兄弟搬到工業化地區後的照片來說明（見圖 14）。正如李伯曼所說：

> 幾百萬年來，人類在智齒萌出上並未出現問題，亦即基因與咀嚼所產生的負荷機制相互作用，使人類的牙齒和下顎能夠正常發育。然而食物處理技術的創新，破壞了這個古老的系統。[20]

如今，我們可以沿著這些先驅科學家的足跡，觀察在那些從傳統社區遷移到工業化社會的家庭中，牙齒咬合不正的

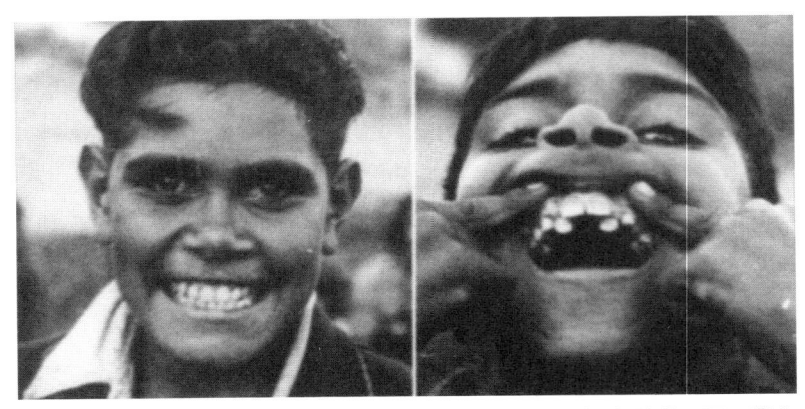

圖 14：這兩個兄弟從傳統環境搬到了保留地，他們的飲食變成了更工業化的食物。
右邊的年輕人在搬家時的年齡較小，因此有嚴重齒顎不正情形。（Weston Price 提供）

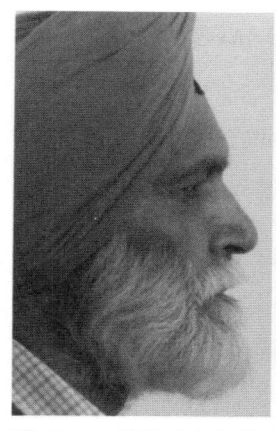

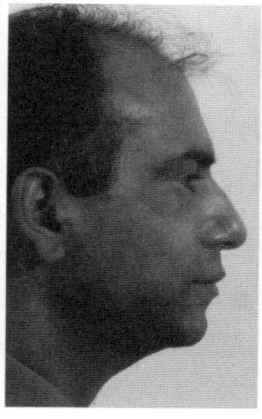

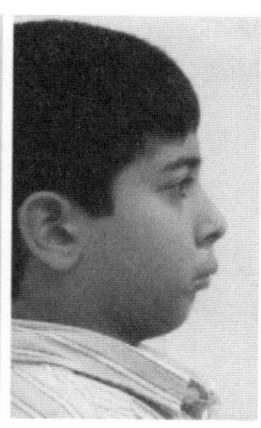

圖15：一位祖父在年輕時帶著孩子去到英國定居,他的孫子出生在工業化社會中。
我們可以看到三代人的下顎往臉部前方生長的部分逐漸減少。

發展情形。圖15比較了在印度傳統社區長大的祖父,以及搬到西方(倫敦)的兒子和孫子的情況。請注意,祖父攝取的是傳統飲食(假設他有傳統上較長的母乳餵養期,之後直接轉為需咀嚼的成人食物),他的下顎發育良好,明顯位於臉部前方,而他的兒子和孫子(假設他們攝取了更多西式飲食)的下顎位置,則明顯比祖父後退許多。這種結果讓他們更容易出現與呼吸道有關的健康問題,還有西方社會常見的睡眠問題。

科魯奇尼擴展了普萊斯的結論,即「食用西方飲食,或者說『工業化飲食』,可能就是造成這些人群牙齒問題快速增加的原因。」[21] 在工業化世界下,隨著20世紀初現代醫

學和公衛方面的發展，傳染病逐漸被慢性疾病所取代，這種變化被稱為「流行病學轉變」（epidemiological transition）。科魯奇尼記錄了工業化過程中，從正常咬合轉變為咬合不正的過程。[22] 他在全球範圍內進行了這項轉變的相關研究，其中一項研究是在印度地區回溯了兩個基因相似的族群，一個在農村，另一個在城市。結果發現食用更多精製食物的人群下顎較小，牙齒問題也比食用更多傳統飲食及粗糧食物的人群來得更多。[23]

　　科魯奇尼的研究相當於對1950年代流行的貝格假說（Begg hypothesis）[24] 提出質疑：貝格醫師認為，咬合不正是現代飲食缺乏粗食所致，因為軟質食物無法充分磨損牙齒，導致牙齒過大，無法塞進下顎空間內。[25] 在科魯奇尼的一項早期研究裡，他比較了食用極富營養的軟質飲食和硬性飲食的松鼠猴群體（squirrel monkey，松鼠猴被認為是研究人類下顎發育的理想靈長類動物模型），旨在測試因咀嚼量不同而導致的松鼠猴下顎發育差異。他發現，食用軟質飲食的猴子由於缺乏足夠的下顎肌肉運動，出現了咬合不正的現象。牠們的牙齒有「更多旋轉和脫位，前臼齒擁擠，牙弓的相對和絕對寬度都較窄」等現象。同時，他並未發現食用軟質飲食的猴子和食用硬質飲食的猴子間，在牙齒側邊磨損程度上有貝格假說所預期的磨損差異。[26] 牙科人類學家羅斯（Jerome Rose）和羅布利（Richard Roblee）[27] 也證實了科魯奇尼的結

論。根據他們的研究,「現代大多數咬合不正的情形,是由於下顎大小與牙弓長度(一副完整牙齒所需的空間)的差異所引起。」如前所述,這種咬合不正無論是在古埃及的阿瑪納文化,或在世界各地的古代人群中,都相當罕見。

科魯奇尼對人類的更近期研究,也證實了他關於「咀嚼對於下顎發育重要性」的結論。例如在一項研究中,針對澳洲原住民群體食用軟質、不易磨損牙齒的飲食的第一代子嗣,他發現:

> 較長(未磨損)的牙齒與一般擁擠情況無關,也與特定部位或發育階段的擁擠情況無關。不良的「餘裕空間」(leeway space,乳牙脫落後所剩的空隙),並未與牙齒擁擠或其他咬合不正情況有明確關聯。下顎結構性的後退,以及上顎(上顎)的狹窄等因素,才與咬合不正有較明顯的關聯。這些結果與目前的觀點一致,亦即較小的顎部(而非較大牙齒)才是造成牙齒與牙弓無法匹配的根本原因。[28]

目前有大量證據顯示,另一層面的流行病學轉變可能也對口腔健康有所影響。亦即,幾千年來狩獵採集者所形成的口腔「細菌」群落,對於防止蛀牙有相當重要的作用。當較為定居形式的狩獵採集群體開始收集富含可發酵碳水化合物

的野生植物，又因農業帶來了更徹底的飲食變化，這些口腔細菌群落的環境便發生了明顯的變化。[29] 碳水化合物和糖分更容易取得，尤其在食品加工的推動下，進一步促進了蛀牙細菌的繁殖，讓這些細菌在現代主導著我們口腔的生態系統。雖然這些細菌群落的變化對於顎骨大小的直接影響可能微乎其微，甚至根本不存在，然而如果蛀牙未能及時治療，腐爛的牙齒便會「漂移」（drifting，牙齒之間的自然移動），影響咀嚼情形和顎骨發育。因為有蛀牙的孩子可能會避免牙齒接觸，以減少疼痛。

　　一旦孩子避免牙齒接觸，就可能會導致臉部長度增加。臉部變長有什麼問題嗎？很不幸地，臉部變長會導致呼吸道受到壓迫，很可能會讓孩子罹患睡眠呼吸中止症。然而，這到底是怎麼引起的？這是因為當牙齒開始避免接觸，就會導致顎骨的發育異常；不接觸的牙齒會傾向從牙齦處向外生長。當相對的牙齒接觸會引起疼痛時，舌頭為了減輕不適，便會向下移動，像避震器那樣覆蓋在牙齒上。而當舌頭「偏離」其理想的休息位置（緊貼上顎）時，＊牙弓便失去「支架」，會因為內凹的力量變得更加擁擠。此時，上顎會向下和向後移動，導致臉部變長。這都是由於牙齒未與下顎牙齒

＊　譯注：「休息」指的是口腔沒有在進行咀嚼、說話或其他行為時的放鬆狀態，或譯「靜息」。

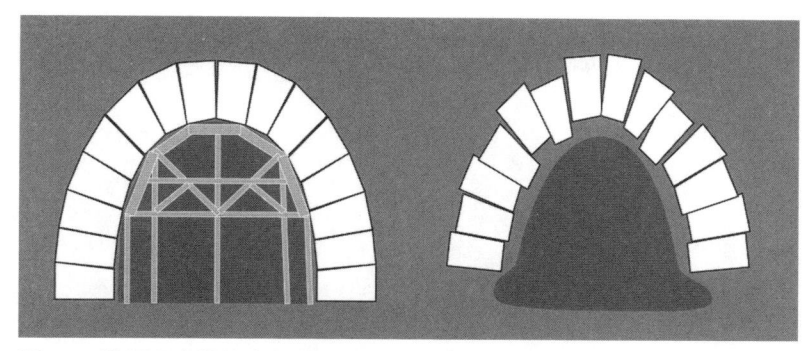

圖 16：當舌頭處於休息位置並壓在上顎時，它可以充當支架，使牙弓保持「U」形（左）。
如果舌頭位置過低，牙弓就會變窄，導致牙齒擁擠並壓迫呼吸道。

正常接觸所引起的。由於人體的下顎與上顎相連，因此下顎也會隨著上顎的移動而向後移動。這種向後運動會限制牙齒、舌頭和呼吸道的空間。

你可能會問：「那又怎樣？」事實上，臉變長的孩子很可能出現非常嚴重的問題，包括睡眠呼吸中止症及其相關疾病，這些症狀都可能讓孩子更難以呼吸。

這裡比較明顯的問題是：為何我們的遠古祖先，即使有牙齒破損或蛀牙的情況，卻不會出現長臉、牙齒歪斜和狹窄的呼吸道呢？答案顯然跟他們的粗硬飲食有關。縱使在牙痛時咀嚼非常痛苦，但總不會比餓死更痛苦。而現代的孩子可以選擇喝奶昔，以此避開一塊硬豬排，而且他們通常很快就能接受牙醫的治療來緩解疼痛。

所以，這些現有證據都明白顯示，在幼童時期的大量咀

水平發育　　　　　　　垂直發育

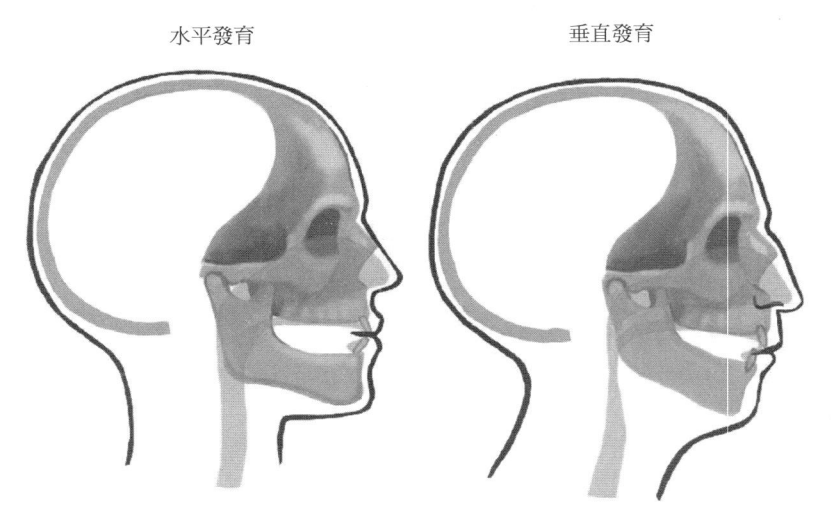

圖 17：（右）臉部較長、下巴輪廓較不明顯的人，呼吸道的空間受限，因而較容易罹患阻塞性睡眠呼吸中止症。

嚼，有助於促進正常的口腔顏面發育。雖然我們很難理解這種看似微不足道的日常活動，怎麼會產生如此深遠的影響，但這確實是真的。

第三章
飲食、姿勢與居住環境的變革

　　或許人類歷史中最不為人知、但影響最深遠的事件，就是在大約七萬至十萬年前發生的文化演化以及複雜語言的重大進展，即賈德戴蒙所稱的「大躍進」（Great Leap Forward）。[1] 也就是說，在突然之間（以地質時間的尺度而言），人類不再只靠改變基因來快速進步，而是透過改變群體所擁有的非遺傳訊息載體——文化——來實現。這些改變可以透過示範模仿、口耳相傳，最終以文字、照片、電視、電腦和手機等形式代代相傳。儘管人類通常需要花上幾千年甚至幾萬年的時間才會有明顯的基因變化，但重大的文化變革卻可能在一、兩代甚至更短的時間內發生。[2] 想像一下，第一張從外太空拍攝的地球照片，如何改變了人類對自己家園的看法。這些文化轉變的影響相當深遠，也讓越來越多具備深厚歷史和演化遺傳經驗、原先以遊牧或狩獵採集為生的現代人類，開始在截然不同的現代工業文化環境中生活。

　　沒有證據能夠證明人類自這場「大躍進」以來，與下顎和臉部發育相關的基因發生了什麼明顯變化。先天遺傳（與

環境誘發不同）的牙齒與臉部畸型，所佔的人數比例相當少；偶爾才有不幸的個體在出生時即帶有下顎相關的遺傳性畸型。因此我們可以肯定，是我們的行為以及年幼時的口腔姿勢和飲食硬度，而非父母遺傳的基因，決定了我們的下顎大小和臉部結構的基本健康。

在本書討論的口腔顏面健康問題中，有三個核心領域的文化變遷和影響尤其重要：

1. 我們吃什麼以及如何吃
2. 下顎的放鬆狀態和口腔姿勢
3. 室內生活與我們如何呼吸

1. 我們吃什麼以及如何吃

我們的下顎是因應石器時代的飲食發展出來的，如今的我們卻生活在充滿「大麥克」漢堡的環境中。現今缺乏日常咀嚼的問題，更因「速食」的出現而加劇，這些速食也成為目前許多開發國家中兒童飲食的主要部分。此外，像水果、優格、蘋果醬和花生醬這類柔軟的食物，也都無法提供孩子必要的咀嚼機會。還有那些擔心孩子會噎到的父母，往往會把肉類和其他可咀嚼的食物切成小塊，結果讓孩子錯過了協

調舌頭和肌肉來獲取營養的學習機會，也錯過了咀嚼所需的肌肉鍛鍊——這對下顎的健康發育至關重要。

人類學家相信，人類從狩獵採集者飲食發生**轉變**的時間，大約在一萬年前。當然，具體時間尚未完全確定。至於**轉變**到「工業化飲食」的過程，則代表我們從食用堅韌的肉類、塊莖類植物、堅果和水果，經歷漫長的過渡期後，最終轉向如漢堡、燉菜、湯、麵包以及其他烘焙食品等軟式飲食，並有各種甜美多汁的水果可供選擇。我們瞭解較少的，是食物的「食用方式」和嬰兒的「餵養方式」所發生的重大變化——其中一種變化似乎最能解釋現代工業社會中常見的下顎相關問題。如果你吃較硬的食物，就必須多做咀嚼。尤其在兒童時期，你咀嚼得越多，下顎的肌肉便會越強壯，下顎也會長得越大。但今天在高腳椅上，或在你最喜愛的**餐廳**裡，兒童的進食幾乎都不需要太多咀嚼。[3] 生命初期相對較少的咀嚼，很可能會改變你的整個臉部、下顎和呼吸道的發育。[4]

你不必是科學家，也能憑直覺理解這種遠離咀嚼的**趨勢**；即使是《瓦力》這部反烏托邦的皮克斯電影，其編劇和動畫師也理解這點。片中展示了未來人的所有食物都被液化、漢堡被製造成可透過吸管吸食，以及缺乏體力活動等景象。這些因素（而非基因）也改變了太空旅行中人類的臉部和身體。

正如我們強調的，我們所咀嚼的食物與咀嚼的次數息息相關。前面說過，「咀嚼不足」正是導致牙齒咬合不正問題加劇的主要原因。[5] 牙齒不整齊的發生頻率增加，也顯示了口腔顏面健康問題在社會中的嚴重性。研究顯示，從傳統社區遷移到現代城市社會的原住民群體，[6] 可能在一代之內就會有牙齒發育不整齊的問題。[7] 例如在奈及利亞和印度城市中軟質飲食的轉變，就是城市人口的下顎比鄉村人口小的主因。[8] 動物實驗也顯示出堅硬和軟質飲食對下顎發展的類似影響。[9] 讓我們再重申一次這個基本結論：食物越硬，咀嚼次數越多；咀嚼次數越多（尤其是在年幼時），下顎越能正

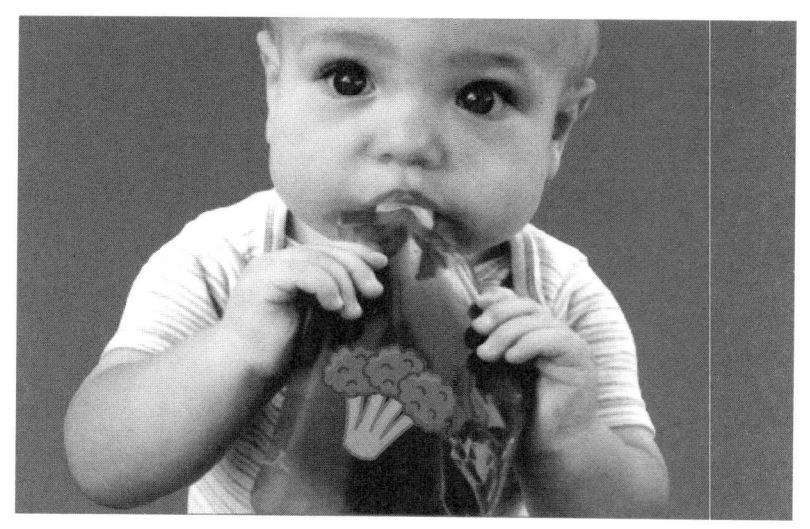

圖18：給孩子餵食軟質食物是一種方便的哺育方式，但由於跳過了咀嚼的過程，很可能會導致下顎和呼吸道的發育問題。

常發育（也就是空間越寬敞）。

我們都希望自己的孩子健康、有吸引力並且成功，而與食物的正確關係，可以提高他們最後達到這些目標的機會。與食物的正確關係一部分體現在我們「吃什麼」，另一部分則體現在我們「如何吃」。不過讓人訝異的是，還有一部分與我們不在吃東西時的下巴姿勢有關，而且幾乎沒有人關注到這點。我們的媒體充斥著關於「吃什麼東西會發生什麼事」的暗示，似乎每天都有令人困惑的新報導出現，例如該攝入多少飽和脂肪才安全、過多糖分可能引發心臟病，還有關於肥胖流行病、第二型糖尿病、警告來自中國的食物有毒，甚至是因大腸桿菌汙染而召回的漢堡或沙拉菜葉等。冰淇淋可能含有致命的李斯特菌，來自加州的葡萄酒和孩子飲食中的米飯中含有砷，[10] 鮪魚含有高劑量的汞。再加上超大瓶裝的含糖汽水，還有維他命補充劑、胃食道逆流和便祕藥物等各種廣告。

所有的這些關注，全都聚焦於我們和孩子應該吃（或避免）哪些影響健康的食物，卻沒人討論我們的孩子是否以「正確的方式」吃這些食物，也就是正確的咀嚼和吞嚥，以促進他們的口腔發育。一切正如我們所強調的，幾乎沒人想到，孩子休息時的口腔姿勢對於健康有多重要。

2. 下顎的放鬆狀態和口腔姿勢

呼吸和睡眠問題不光是和孩子該吃或不該吃什麼食物有關，更與這些食物的硬度息息相關。證據顯示，這些問題如我們所見，與孩子咀嚼次數的多寡和咀嚼的難度密切相關。而與直覺相反的是，呼吸問題似乎也跟孩子如何放鬆嘴巴和臉部有關。我們必須重申一次：問題不僅在於你吃什麼以及如何吃，還包括沒在吃東西時，你的嘴巴處在什麼狀態。換言之，嘴巴在休息狀態時的姿勢也非常重要。

正確的口腔姿勢，也就是對下顎發展最有利的姿勢，就是在不說話或吃東西時，保持嘴巴閉合，牙齒輕微接觸，舌

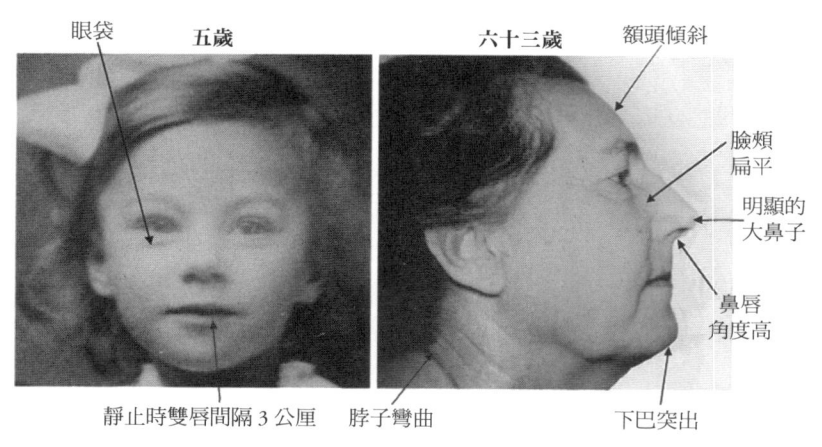

圖 19：**這個孩子在五歲時一直張著嘴；經過五十八年，我們可以觀察到不良的口腔休息姿勢造成的影響。**
她的頭必須向後傾斜以保持呼吸道暢通，同時保持視線平行，因而導致了各種不良的臉部結構變化和可能發生的生理變化。（John Mew 提供）

80　Jaws: The Story of a Hidden Epidemic

頭停放在口腔（上顎）的頂部，如第一章中的圖 10 所示。這裡的關鍵是：這些日常習慣是日積月累而來的，通常相互關聯，因此當你咀嚼的食物越來越軟時，你的下顎肌肉會變得越鬆弛，你就會因為下顎肌肉沒有得到充分的鍛鍊，而讓嘴巴經常張開。

孩子的口腔姿勢，決定了臉部未來的生長方向、最終形狀和外貌。下巴較小的臉，通常也顯示了可能受限的呼吸道。如果你是醫療專業人士，就會知道呼吸道受限的病人會習慣抬頭，以打開呼吸道。雖然較小的下巴是外觀問題，但呼吸道受限卻會影響健康。[11]

3. 室內生活與我們如何呼吸

當你讀到這段文字時，你的上下牙齒是否輕微接觸，舌頭是否放在上顎的頂部，嘴唇是否閉合？也就是說，你是否擁有我們所說的正確「口腔休息姿勢」？如果不是，你很可能就是在用口呼吸，而讓下顎鬆垮了下來。當嘴巴張開，尤其是當你的鼻子因過敏而堵塞時，很容易就會用口呼吸。如此會使你的下顎進一步下垂，以便提供空間讓更多空氣通過，問題也會因此加劇。習慣性地透過鼻子呼吸和保持正確的口腔姿勢，對下顎的健康發育極為重要，但用口呼吸的情況已變得相當常見——你可能還記得，超過 50％的孩子都有

這種困擾。

卡恩第一次意識到這問題的嚴重性，是在她陪著孩子伊藍（Ilan）和阿里艾拉（Ariela）一起去佛羅里達州奧蘭多市的主題公園玩時。當孩子們忙著玩一個又一個的遊樂設施時，卡恩拿出她的 iPhone 開始拍攝路過的孩子；她看到每個孩子的嘴巴都張得大大的，用口呼吸。她拉住自己的丈夫和孩子——如果可以的話，她也會拉住站在旁邊的陌生人——告訴他們：「看看這些小孩，看看他們，所有人都張著嘴巴、用口呼吸。」這是真的，她的丈夫大衛也不禁說道：「就像是一群用口呼吸的殭屍。」下次當你在賣場、比賽現場或是任何大型聚會上時，請往四周看，注意用口呼吸的情況，看看和這些行為相關的臉型、下巴、牙齒以及眼睛下方的黑眼圈。當然，你也不見得要如此大費周章，只要環顧四周，你就能看到有多少人的嘴巴張開，用嘴巴而不是用鼻子呼吸。

用口呼吸實質上會改變嘴巴的功能，把用來咀嚼的器官，變成了用來呼吸的器官。一個用來咀嚼的器官可比喻為兩隻手牢牢拍擊，但一個呼吸器官，是要你彎曲雙掌，為空氣流過的管道創造空間。用口呼吸者的上顎（以及硬顎）會變得更深更窄，變得更像管狀。這是當以口呼吸幾百萬次後，你的臉部形狀會如何改變的最簡單描述方式。

當然，要避免用口呼吸通常十分困難，尤其是當我們的

大部分時間開始待在「室內」之後。[12] 自農業革命以來，人類不再需要頻繁地為食物而四處奔波，也開始建造出越來越精緻的建築物來居住。然而，封閉空間容易積聚「過敏原」（allergens，引發過敏的物質），而許多會產生過敏原的生物也進入了與人類共同生活的建築物中，比如毛茸茸的寵物、蟑螂、[13] 黴菌、[14] 塵蟎和各種微生物等。[15] 這種對過敏原友善的環境，讓現代的孩子更容易在幼時就罹患上呼吸道問題。[16] 目前美國約有六千萬人受這類問題的困擾，*[17] 教室等封閉空間還會助長病毒傳播，這些病毒通常會引起感冒時的鼻塞。此外，大約10％的美國兒童患有氣喘，更讓與上呼吸道病毒感染相關的鼻塞時間延長。[18] 由過敏引起鼻塞後產生的自然反應（有時是人體必須的反應）就是用口呼吸，許多家長都知道，在托兒所中與流感相關的鼻塞問題就是如此。因此，形式會符合功能，累積起來的影響就是你的下顎會隨時間經過發育得更小。

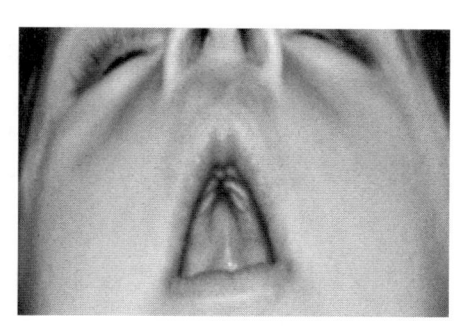

圖20：父母應該注意到的呼吸道問題跡象──觀察小孩是否有口腔頂部變窄和變深的情形。
（John Mew 提供）

---

* 譯注：2023年美國人口總數約為 3.35 億人。

第三章　飲食、姿勢與居住環境的變革　83

這種變化不是基因改變所引起的，而是由於我們物種「生活環境」的大躍進，亦即從戶外生活轉向室內生活，減少了透過鼻腔呼吸的機會。

正如我們所探討的，用口呼吸的情況增加，與工業社會中咬合不正比例的上升有關。[19] 用口呼吸的孩子，與用鼻子呼吸的孩子在臉部和下顎的發育上有所不同，[20] 而且還會產生因睡眠障礙導致的壓力，對健康造成嚴重後果。[21] 這些重要證據讓我們得出結論，那就是孩子們在休息時如何保持嘴巴的正確姿勢，亦即口腔姿勢，從根本上決定了他們未來的健康和外貌。同樣重要的還有他們咀嚼的頻率和力道。

總結來說，在瞭解用口呼吸及其相關問題的原因時，還有一個「先有雞或先有蛋」的因果問題。如果從生命初期開始，就有某種過敏或其他鼻腔阻塞（發炎）的情況，便可能在一開始就限制了從鼻子到肺的呼吸氣流；這點又可能促使用口呼吸和口腔姿勢的改變，例如嘴巴張開、頭部後仰，[22] 並推動脖子向前以打開呼吸道。用口呼吸和經常讓嘴巴張開，會對下顎、[23] 牙齒和臉部的生長產生不利的影響。[24] 習慣性用口呼吸的孩子，往往會有較小的下顎，並可能因此發育出擁擠和錯位的牙齒，也就是齒顎矯正醫師致力於矯正的問題。[25] 用口呼吸的孩子也可能會出現「肺動脈高壓」（pulmonary hypertension），也就是從心臟到肺動脈的高血壓，對肺部和心臟右側的動脈造成影響。肺動脈高血壓是一

種嚴重的疾病，甚至可能導致死亡。[26]

　　孩子們的飲食、吃東西的方式以及他們嘴巴、臉部和呼吸道的發展——亦即口腔顏面的健康，是家長可以對孩子的發育產生重大影響之處，尤其是在孩子年幼的關鍵時期更是如此。比較明智的做法是仔細注意「過敏」的情況，特別是那些導致鼻塞的過敏，並盡可能減少其持續時間。許多口腔顏面的健康問題，都是從小養成的不良習慣所引起。稍後我們將根據卡恩作為齒顎矯正醫師的臨床經驗，討論如何改變這些習慣。

　　不過各位可能會問：難道不是你們二人過於悲觀嗎？畢竟，工業社會中的人們通常比傳統農業社會中的人們活得更久，也更健康。就算在我們討論到的口腔顏面健康上確實有某些不良趨勢，但那些顯然並未大幅減少人類的健康福祉。[28] 然而，我們相信，如果我們提出的問題可以在個人、甚至在社會層面上得到解決的話，就會有許多人，甚至是大多數的人，都能過上更快樂、更健康的生活。如果我們更關注下顎發育的問題，當前一代孩子就可能會比他們的父母更健康，也活得更久。如果這種關注未受重視，生活給我們的回應可能就會相當無情。[29]

第四章
外貌

　　由於過去一萬年來,人類生活環境的變化已讓目前地球上的人口突破八十億,而不僅是農業革命時期的幾百萬人而已。當時,人類的平均預期壽命只有二十到二十五歲,而今日全球的平均預期壽命已達到七十二歲,在許多工業化國家,普通人現在已經可以活到八十幾歲。[1] 雖然這是相當美好的進步,但大多數富裕國家的人們並未達到他們所能擁有的最佳健康狀態。我們必須記住,預期壽命並非人類健康的唯一指標;而且不論目前的預期壽命有多長,未來都有機會再延長。從現有的證據來看,部分人們健康不佳的原因,來自未能充分咀嚼並保持正確的口腔姿勢(也就是前面提過的嘴巴閉合,上下牙齒輕輕接觸)。[2] 只要強調正確的口腔休息姿勢,就可以減少許多日益困擾工業化社會的健康問題。即使是成年人,也可以像孩子一樣得到改善。當然,還有其他因素既可以直接影響人們的生活,也可能因為影響外貌而間接影響了人們的生活。

　　人們的面容往往可以反映出潛在的下顎相關健康問題。

當然，不是只有臉部外貌能作為衡量健康狀態的「視覺溫度計」，且包括身材、姿勢、體型、是否美觀等外貌元素，都不能反映我們作為人類最重要的特質——勇氣、智慧、同情、共感能力和幽默感等。然而我們的外貌和吸引力，仍會為我們帶來巨大的社會影響。

在生物學上，視覺信號經常作為社會的一種指標。這在靈長類動物中很常見，一個經典例子是雌性黑猩猩發情時，牠的生殖器官會變得腫脹。但幾乎沒有跡象證明，雄性黑猩猩會因為長得「更好看」而擊敗其他雄性、從而佔據主導地位。雄性黑猩猩的主導地位來自於體型，牠應該要長得「更強壯」，並且擅長與其他雄性建立聯盟。同樣地，我們也懷疑一百萬年前的人類祖先，是否擁有基於外貌來選擇配偶的美學觀念。或許是多虧了「大躍進」的發生，才讓外貌在我們文化中變得重要，以致外貌並非作為健康指標，而是作為人類美學品味的一部分而演化。這也導致人們首次可以討論並傳播關於彼此外貌的八卦。於是，人們達成了關於

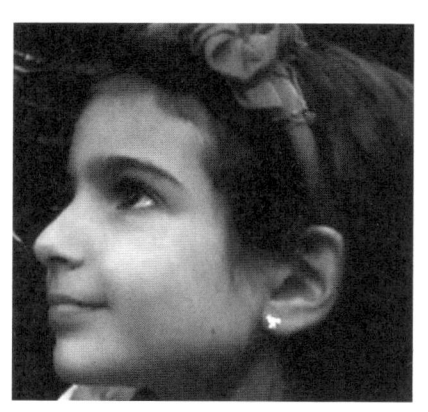

圖 21：這是一位具有良好口部姿態的女孩。
她長大後很可能會成為健康的美女。

外貌吸引力的社會默契,但這些默契會隨著「出色人物」的外貌而改變——就像今天的偶像一樣。換句話說,人類對美的品味會隨時間而變化,在不同文化間也會有所不同。

雖然缺乏文字記載,我們也沒有史前時代的電視可以看,但我們認為大約在二萬年前或更久以前,外貌就已經開始成為文化演化中的一個重要因素。其中一個證據是拉斯科（Lascaux）的洞窟壁畫,以及人類祖先在很久以前創作的其他作品中所具有的美學價值。當然,這些藝術作品的創作動機有各種解釋,例如這些藝術最初很可能跟薩滿教有關——試圖透過進入恍惚狀態,來與想像中的靈界互動;[4] 正如中世紀的許多藝術作品以及宗教官員的華麗服飾,目的都是在激發觀眾對於與基督神靈共鳴的想像。現代人也經常利用衣服,尤其是醫生和牙醫的白袍這類制服,來象徵人類與更偉大事物的關聯。另一個證據大約在七萬五千到十萬年前開始,人類以貝殼、珠子等物品開始製造首批的身體裝飾品。[5] 人們就這樣從石器時代的審美觀開始,發展到如今這個充滿數位影像,比古代更加強調外貌重要性的世界。

在這個高度視覺化的文化中,許多人從小很自然地就會開始關心,甚至執著於我們自身和孩子的外貌。當今文化不斷地把美麗和英俊的標準呈現在我們面前——或者說強加給我們。當然,我們對於理想外貌的看法各有主觀標準——例如談到美麗或可愛等。然而,當我們談到臉部,也就是本書

的關注核心時，某些特徵通常會被認為是具吸引力的（例如五官平衡對稱、鼻子相對於嘴唇不會「過大」等）或是不具吸引力的（例如下巴後縮）。此外，這些文化標準似乎在全球變得越來越具主導性。舉例來說，現在的研究顯示，大家開始認為白人（西方人、尤其是美國人）的審美標準是「主流」的，而且有越來越多亞洲女性渴望擁有西方審美標準所推崇的身體型態。[6] 這股趨勢如此強烈，以致一些亞洲女性也開始罹患飲食障礙（Eating disorder）和外貌焦慮（poor body image）。[7]

我們將使用「具吸引力」和「不具吸引力」這些詞語，作為討論當前主流文化對外貌（包括臉部結構、下巴位置等）看法的簡化描述。當然，使用這些詞語並不是在對「整個人的吸引力」進行評價。我們必須再次強調，一個人的吸引力不僅取決於外貌，還包括個性、道德、智力、聲音、運動能力等。人們經常認為基本的臉部結構是來自基因的產物，在成長過程中幾乎不會受到環境影響。事實上，臉部和下巴結構的某些方面具有出人意料的可塑性。尤其是在發育期間受到文化習慣的影響——包括如何進食，主要用鼻子或嘴巴呼吸，在不進食或說話時如何放置下巴和舌頭等。這些因素的共同作用會明顯影響我們的臉部外觀。

下顎和舌頭在齒顎發育中的主要作用，在於促進上顎逐漸向上和向前生長，以防它下垂與後縮。如果你的孩子習慣

性地張開嘴巴,而且主要都吃軟食,他們的下顎就無法正常發育,最終會向後發展,導致下顎後縮。如我們所見,這還可能會影響到呼吸道的大小。

讓人驚訝的是,如果一個孩子咀嚼得不夠用力,並且習慣性地用口呼吸或長時間張開嘴巴,也會對他的外貌和一生的健康帶來重大影響。[8] 這些習慣對健康的影響已經有相當充分的證據。[9] 舉例來說,五歲的孩子如果習慣性地用口呼吸,便可能會導致他在五十歲時有牙齒歪斜、睡眠中缺氧以及持續疲勞。

用口呼吸會改變孩子的臉部形狀,並且因為他的下顎仍在發育,也會改變他的外貌。結果可能包括長而窄的臉型和嘴巴,臉部輪廓不分明,下顎相對較小以及「軟弱」的下巴。其他臉部症狀包括在笑容中露出大部分的牙齦,當然還有不整齊的牙齒。

在工業化社會中,姿勢不良正逐漸成為常態。[10] 雖然難以取得全球範圍的統計數據,但一項對三千五百二十名捷克學齡兒童(七至十五歲)進行的詳細研究顯示,有 38% 的孩子被診斷為姿勢不良。[11] 雖然在一個世紀前,醫生、老師、父母和時尚專家曾大聲呼籲人們應該關注「良好姿勢」,[12] 但現在許多人都有駝背的習慣(就像有很多人有用口呼吸的習慣一樣),並未保持良好的肌力。骨骼肌的正常靜息狀態應該是部分收縮,這樣不僅可以使肌肉隨時準備好工作,還

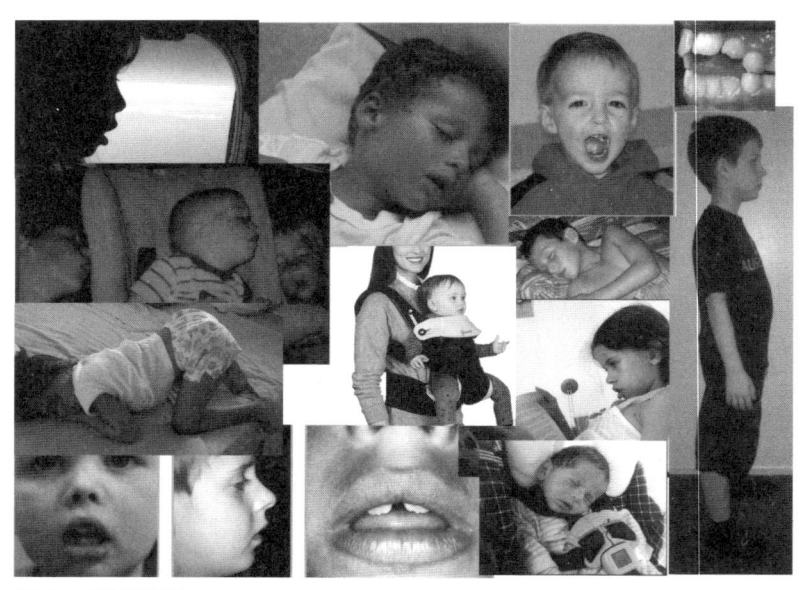

圖 22：現代姿勢。
這些孩子很難長得端正，他們的牙齒通常也不整齊。

有助於維持良好姿勢。[13] 那些未能保持肌力的人，隨著年齡增長，更有可能面臨如背痛、膝蓋疼痛等慢性問題。

現代的懶散姿勢加劇了肌力不足的問題；同樣地，在孩子成長過程中，如果下顎肌肉在休息狀態時沒有良好的張力，就會抑制下顎的發育，並導致人們認為較不具吸引力的臉型。儘管我們尚未確定整體姿勢與頭部該維持什麼程度的張力才能保障口腔顏面的健康，[14] 但鬆弛無張力的肌肉習慣，確實可能對下顎發育產生負面影響。[15]

我們通常會以「可愛」這個實用但難以定義的詞語，來

形容幼兒所擁有的那種對成人具吸引力的特徵：包括比例小巧的鼻子、大大的眼睛和較高的額頭等。有點類似其他哺乳動物身上會有的迷人外觀，例如「可愛」的小狗小貓或米老鼠等。不過，人類這個物種對可愛的理解和反應，確實有很大的差異。[16]

大多數非人類的動物在成熟後，便會失去那種對人類來說特有的吸引力，很多人類的孩子長大後也是如此。如圖 23 所示，不良的口腔姿勢和用口呼吸會讓過往「可愛」的孩子隨著年齡增長，變得相當不具吸引力。這些習慣通常會導致臉部過度延長，[17] 而且這種外觀的變化之大，[18] 甚至被牙醫命名為「長臉症候群」（long face syndrome）。[19]

這種長臉症候群的外貌曾在某段時期具有優勢，請看圖 25（a）這幅威靈頓公爵（Duke of Wellington）的肖像。這位著名的英國將軍曾於 1815 年的滑鐵盧戰役中，擊敗並結束了拿破崙的豐功偉業。威靈頓是英國的偉大英雄，也是上層社

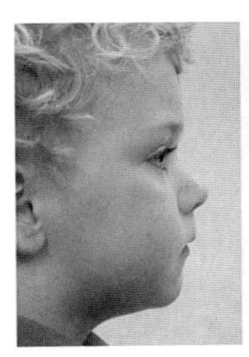

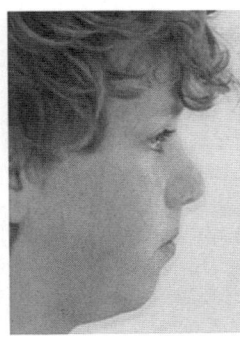

圖 23：不良的口腔姿勢可能會讓以前看起來「可愛」的孩子，隨著年齡增長，減少其吸引力。
（John Mew 提供）

圖 24：不良的口腔姿勢和用口呼吸，可能會導致孩子隨著成長而改變外表，牙醫稱此現象為長臉症候群。
（John Mew 提供）

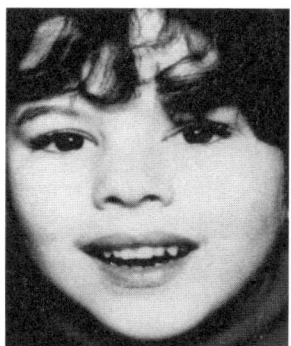

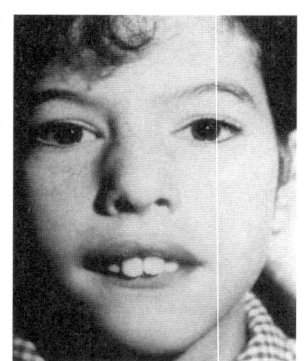

會男性的典範，然而正如肖像中所見，他也有長臉症候群。最明顯的特徵就是鷹鉤鼻，這是由於他的下顎和牙齒退縮，讓鼻子和下巴顯得突出所致。根據後世對當時肖像畫的調查顯示，長臉症候群在富人階級中十分常見。這種現象在西班

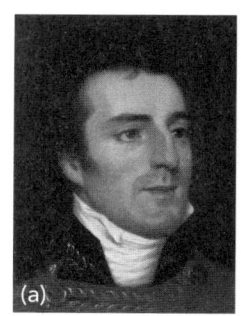

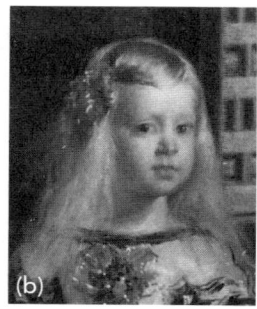

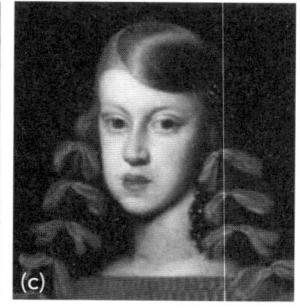

圖 25：許多傑出的歷史人物都患有長臉症候群。
舉例來說，觀察霍姆（Robert Home）於 1804 年繪製的威靈頓公爵肖像（a），可見其牙齒和下顎後縮，讓他的鼻子和下巴顯得突出。而在維拉斯奎茲（Diego Velazquez）1656 年創作的《侍女》（*Las Meninas*）中，西班牙公主特蕾莎表現出五歲兒童時期的正常臉部發育（b）。但當特蕾莎長成一名年輕女孩時，已出現了長臉症候群，這可以從一位佚名藝術家在 1662 至 1664 年間創作的肖像畫中看出（c）。

牙公主特蕾莎（Margaret Theresa of Spain）的兩幅肖像畫中尤為明顯（請見圖 25〔bc〕），其中一幅是她的兒時肖像，另一幅是她成年後的長臉肖像。

幾個世紀前，歐洲某些地區因鼻子突出的這種特徵與個性或貴族血統的關聯，讓這種外貌成為一種優勢。況且，威靈頓公爵展現了即使下顎和臉部發育不良，人生也並非全無希望——他贏得許多戰鬥，成為首相，與女性的關係也非常良好，並在八十三歲時安詳去世。

儘管經常有人嘗試確立一種持久的審美標準，[20] 但正如威靈頓公爵的例子所示，外貌在任何時代都具有某種主觀性，一個人眼中的「英俊」很可能是另一人所認為的「平凡」。文化對美的標準往往瞬息萬變，經典的例子便是對於「肥胖」的文化觀點差異。肥胖在目前的西方社會中，多半承載著缺乏吸引力與自制力的負面含義，然而在許多文化中，肥胖卻被視為美的象徵。在太平洋地區的某些傳統社會中，人們會努力增大自己的體型。當西方人首次到達大溪地時，他們回報說年輕的大溪地男女會被挑選出來，帶到一個特殊的地方，在那裡吃下大量食物讓自己變胖，因為肥胖在該社會中被認為更具性吸引力。[21] 即使他們的價值觀已經逐漸被西方文化同化，但這些太平洋地區的肥胖者仍然不會對自己的體型抱有負面看法。[22]

有趣的是，這場大溪地儀式的另一個目的是讓皮膚變得

更白,因為臉部膚色也是魅力的來源。諷刺的是,在波利尼西亞、日本,以及過去某些非裔美國人社群中,[23] 臉部皮膚較白曾被視為更具吸引力;然而擁有白皙肌膚的西方人卻喜歡在一年四季努力曬黑皮膚,以此增加吸引力,儘管這麼做可能會對生命造成風險＊。雖然各種文化對美的定義和標準有所差異,但某些被認為能增加或減少吸引力的臉部特徵,幾乎在每個社會中都有類似的觀點。[24] 評斷這種吸引力（尤其是與對稱性相關的吸引力）,以探索其中是否有普世共通的元素是很困難的,且這在演化意義上也存在爭議。[25] 舉例來說,科學家曾經討論是否存在某種天擇作用,會讓某些人的特定外貌特徵更容易吸引伴侶,因而得以繁衍後代。[26]

毫無疑問,我們對美的概念已發生了一些變化,特別是當個體被認為缺乏吸引力,且外貌遠離人類平均時,這種變化尤其明顯。此外,幾乎在世界各地,人們對女性外貌的關注都比男性多。[27] 許多研究顯示,平均面容、年輕感、對稱性以及臉部的男性化或女性化特徵,都在與吸引力相關的測驗中扮演了重要角色。[28] 大腦會有特定區域參與這種對吸引力的評估,而且這些腦區不同於用來辨識個別面孔的腦區。[29] 因此,如果在一個會改變下顎配置的特殊環境下發育,就很可能會因為外貌改變而影響生活的許多層面。

＊　譯注:長期接受陽光曝曬會增加罹患皮膚癌的風險。

然而，演化信號也會在不太明顯的層面上發揮作用。舉例來說，女性臉部吸引力的細微變化，很可能反映了在生殖週期中是否處於「可生育階段」的訊號。[30] 研究顯示，人們往往基於部分身體特徵來選擇配偶，當然也包括他們對配偶臉部吸引力的看法，[31] 這也解釋了為何我們都認為自己的伴侶很有魅力！

　　儘管對於天擇如何影響「吸引力」的討論中也存在一些相當荒謬的想法，[32] 但臉部美麗與否的判斷，對於生活在工業化社會中的人來說仍然十分重要。雖然吸引力的標準會受到時代與文化的影響，但現在的情況似乎與以往有所不同。在這個高度視覺化的社會中，隨著充滿照片和插圖的出版物、商業電視、電視廣告、YouTube 影片、短影片、自拍照、FaceTime 視訊等媒體的盛行，人們對臉部以及整體「美貌」的概念不斷被強化。那些被當成有吸引力的典範呈現出來的人：電影明星、模特兒、新聞主播等，無論男女，通常都擁有明顯的下顎線條和相對纖細的身材。也許有一天，日益普及的吸引力概念，也會成為解決口腔顏面問題的輔助工具。[33]

　　有大量證據顯示，在西方及西化社會（依其審美標準）中，被認為「英俊」或「美麗」的人在社交方面往往表現得更好，而且健康狀況更佳（相較於那些被認為比較不具吸引力的人）。[34] 這些人在孩童時期往往會得到較好的對待，也

第四章　外貌

不太會遭到霸凌。[35] 他們會在選舉中獲得更多選票，[36] 收入也會更高，[37] 更加健康或得到其他優勢。[38] 他們甚至會在陪審團的判決中獲得更寬容的對待。[39] 此外，也有證據顯示，不同評估者之間對於吸引力的判斷相當一致，[40] 且具有跨文化的一致性。[41] 甚至連六個月大的嬰兒，也出現能辨識成人吸引力相關文化標準的跡象。[42] 他們會花更長時間注視那些被成人認為更具吸引力的人的照片。與成人一樣，「平均」的特徵似乎是吸引力的主要因素。[43]

我們通常能迅速辨識出在我們的社會中會被視為「有吸引力」的那些人，因為其中某些特徵特別引人注目：較高的顴骨、強健的下顎、分明的骨骼結構、整齊的牙齒、燦爛的笑容以及光滑無瑕的肌膚等。繁衍後代是我們心智會關注的重要部分；異性戀者傾向於選擇一位健康且「英俊」或「美麗」的繁殖夥伴。演化背後理所當然的解釋是，某些基因會驅使我們潛意識地尋找具有這些特徵的伴侶，因為他或她，有很大的機會生出同樣健康且具吸引力的後代，這些後代本身也將會在繁衍方面取得成功。這種說法似乎很合邏輯，但支持這種說法的科學證據很少。不過，對於正常的下顎結構與性吸引力之間的關聯，則有更為充分的證據。

一般被認為具有吸引力的臉部結構，通常是指各個特徵都處於其應有的位置，並且不會與一般人接觸過的平均面孔差異太大。[44] 然而，現代的趨勢卻是對人口中一小部分人的

外貌——尤其是演員和模特兒們的外貌過度關注。這些人經常在無所不在的視覺媒體中出現，還可能「掩飾」了西方社會人群的吸引力普遍下降的現象。這種下降最明顯的其中一種表現，就是「肥胖」的盛行。而吸引力和「健康」經常相互關聯，纖瘦的身材也因而被視為女性吸引力的理想標準。

對於像卡恩這樣受過專業訓練、能夠判斷「口腔—臉部」發育問題的人來說，已經可以看到一場「健康危機」正在醞釀。由於這種口腔發育不良的問題，造成傳統定義下的臉部吸引力普遍下降，就像體重問題對健康的影響一樣。如果口腔—臉部問題延續下去，人類對於吸引力的標準可能就

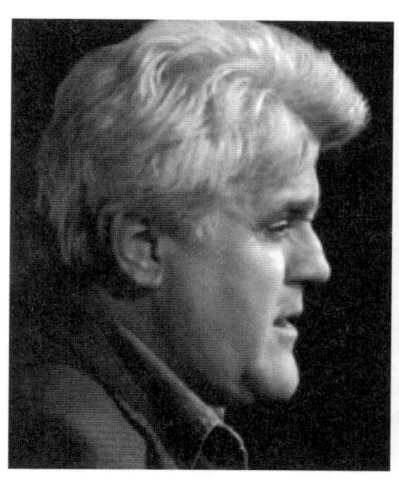

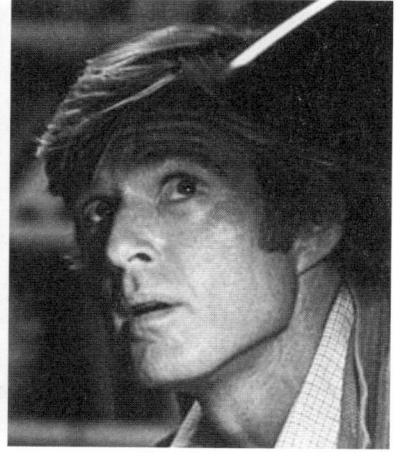

圖26：注意雷諾（Jay Leno，美國知名主持人）和勞勃瑞福（Robert Redford，美國知名演員）之間的對比。
雷諾的側面呈凹陷狀，可能是他的牙齒和舌頭擁擠所致，而勞勃瑞福臉部中央的位置更靠前，讓他的口腔空間更加寬大。

第四章　外貌　99

會發生轉變,這種轉變可能會明顯到連外行人也能察覺。

當牙齒擁擠,臉部就會塌陷,使其基本輪廓變得更內縮,不再符合我們認為的具有吸引力的結構。我們可以看到顴骨後縮、下顎線條變得柔和、牙齒歪斜,以及用口而非用鼻子呼吸——這一切都是因為在新的工業環境中,臉部的不良發育導致下顎容納牙齒或舌頭的空間不足所致。

當對健康有害的習慣被社會接受,甚至受到積極鼓勵時,改變行為就會變得非常困難。吸菸曾經因為被視為「正常」而受到大量宣傳,以至於在二戰期間,士兵的 K 口糧（K-rations,一種提供給作戰人員的密集包裝食物盒）中都包含了一包十支的香菸。在 1930 年代,埃利希和他的朋友會從街上撿起菸蒂吸食,只為了看起來「成熟」（並享受尼古丁成癮的快感）。即使在七、八歲時,他們就會把香菸稱為「棺材釘」,但當時的社會為年輕人帶來必須吸菸的社交壓力。相對而言,今天在美國及許多其他國家,都已經把吸菸視為不光彩的行為。美國民眾在 1980 年代開始瞭解吸菸對公共健康的影響,因此採取了大量行動,逐步透過法律以及使用和買賣限制來改變社會規範。

我們的社會也已經開始意識並著手解決肥胖流行帶來的重大健康問題。然而,目前導致肥胖的原因並未被廣泛瞭解,所以人們仍傾向將其錯誤地歸因於個人的缺陷,亦即「缺乏自制力」。雖然肥胖帶來了重大的健康威脅,但即使

只是簡單的立法限制含糖軟性飲料的瓶裝容量，想要通過也極為困難。[45] 對工業化飲食上癮的愉悅感，以及工業化飲食業者的財務利益，都會阻礙我們對這場對肥胖流行病採取有意義的行動。因此這種潛在的口腔—臉部健康危機，當然就更容易被忽視了。

　　正如我們所見，咬合不正造成臉部畸型的情況相當普遍。然而到目前為止，大眾對於這件事的瞭解並未比威靈頓公爵的時代更多。咬合不正不僅治療費用相對高昂，直接益處也相對較少。基本上一般大眾對於咬合不正與某些嚴重疾病之間的緊密關聯仍然相當缺乏理解。此外，食品業、尤其是嬰兒食品業，並不像菸草業那樣被視為邪惡的「洪水猛獸」。[46] 如果咀嚼對於發育的重要性廣為社會大眾所知，嬰兒食品業者完全可以開發出更多促進咀嚼的產品。我們可以讓大多數人認知到自己並非天生注定畸型，而是應該擁有一副均衡的臉部輪廓、足夠寬敞的呼吸道，以及吸引人的外貌。如前所述，這場流行病可追溯到我們的狩獵採集基因被放入工業化社會中的表現——這是一個與我們祖先所處環境大相徑庭的場景。然而，當我們發現有人因口腔—臉部發育不良而受苦，我們卻會選擇將其視為一場命中注定的意外，而不去思考具體的原因，或是該如何幫助他們。

　　我們希望將臉部畸型視為一種可「預防」的情況，藉此引發一場足以改變環境並防止這種情況繼續發生的社會—

政治運動。我們尤其希望醫療專業人士和護理人員能對這些風險有更廣泛的認識，並為牙醫與牙科專業人員的培訓課程修訂臉部─口腔健康相關的內容，好讓預防與治療更加方便可行。

預防是最重要的關鍵，需靠整個社會的態度轉變，而不僅僅是只靠醫療工作者的努力。如果大眾都能普遍認知到這種治療需求，便能讓許多五至七歲的兒童在治療最有效的時期及時接受治療。

從某種意義上來說，外貌吸引力就像是一種「溫度計」，是能夠標示出潛在嚴重疾病的信號。極度的咬合不正通常會引起父母的高度關注，但由下顎發育不良和明顯的用口呼吸所引起的較「細微」的臉部變形，則會被忽略。如果能讓大眾普遍理解到後者也是潛在問題的徵兆，就能讓更多兒童及時接受治療。事實上，正因為這些問題的普遍程度，如果大眾能夠瞭解，或許就能促使社會習慣產生大幅的變革。

第五章
發育與口腔姿勢

目前現狀如何呢?在工業化社會環境中,許多人(甚至可以說大多數人)無法讓下顎骨發展到其完整發育該有的大小,也無法使全部三十二顆牙齒都能整齊排列。我們通常並未替孩子提供一個有助於下顎充分發育的飲食環境,[1] 或是未能鼓勵孩子維持最適合他們發育的口腔姿勢。因此,孩子的下顎無法發育出足夠空間來容納所有牙齒,舌頭停留在口腔內的位置也偏低,然後下顎在休息時傾向於懸垂而非閉合,呼吸道大小也可能因此受限。

再次強調,最佳的口腔姿勢是嘴部放鬆時,嘴唇與下顎閉合,上下牙齒輕輕碰觸,舌頭抵住上顎。[2] 然而在呼吸較困難時,可能會導致不良的口腔姿勢,例如因過敏引起鼻塞,或因扁桃腺、腺樣體(adenoid)* 肥大而導致呼吸道阻塞,典型結果就是更頻繁地用口呼吸,這會進一步加劇口腔及呼吸道的發育不足,[3] 增加咬合不正的可能性。[4] 僅舉一

---

* 譯注:又稱鼻咽扁桃腺,成年後會退化消失。

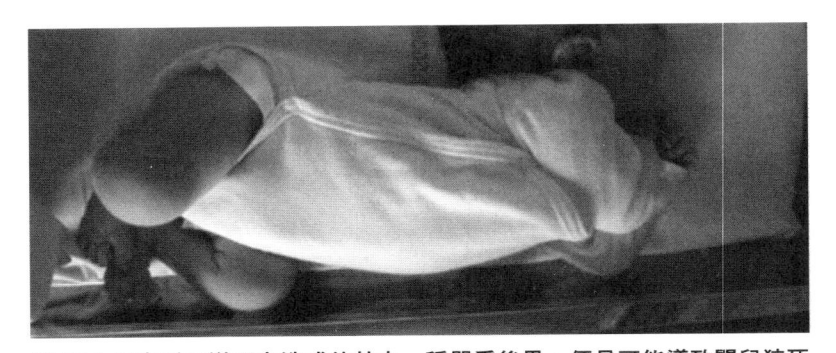

圖 27：兒童呼吸道不良造成的其中一種嚴重後果，便是可能導致嬰兒猝死症候群（Sudden infant death syndrome，SIDS）。
父母看到嬰兒擺出有趣的姿勢而拍下了這張照片，卻沒意識到這是嬰兒正試圖打開自己的呼吸道。在嬰兒不幸死亡後，他們把這張照片展示給醫生看。（Christian Guilleminault 提供）

例便可以看出此點，那就是瑞典針對「七至十二歲兒童進行腺樣體切除後恢復用鼻呼吸」的研究，結果顯示他們的下顎呈現出更水平（自然）的發育趨勢。[5]

口腔姿勢的發育問題源自何處？這問題的存在本身就已經告訴我們，並非任何智慧生物（外星人或造物者）為我們設計了過於狹小的顎骨，以致無法容納整齊排列的牙齒和舌頭。演化論的故事當然比「智慧生物設計」的觀點更具邏輯性，更能告訴我們關於人類自身的知識，以及我們過去的成功如何為目前討論的一系列問題奠定了基礎。

讓智人成為地球上主導動物[6]的關鍵，就是複雜口語的出現。雖然這是一項偉大的演化勝利，但它需要對我們祖先的臉部—呼吸道結構進行重大的改變。這項優勢所產生的不

幸副產品，就是讓人類更容易受到各種嚴重問題的影響，其中包括了口腔—臉部的發育問題。一般認為，這種關鍵變化發生在過去十五萬年內，很可能是在大約五萬年前，[7] 引發了第三章提到的「大躍進」。[8] 語法（將單字以有意義順序組合成句子的能力）的發展，讓我們的祖先能計畫並執行複雜的策略，討論想像中的情況。

雖然我們的演化近親黑猩猩也擁有相當複雜的狩獵策略，但黑猩猩無法傳達複雜的假設訊息，像是「赫爾曼，你繞過山丘左側，我去右側。若我們把熊包夾在中間，只有在確保自己有明確逃跑路線時才發動攻擊」。此外，也沒有大猩猩能能夠談論「反事實」的情況，像是「如果我沒有試圖擊敗另一隻雄性銀背大猩猩的話會怎樣」。與這種新的交流能力所帶來的優勢相比，伴隨這種能力而來的「解剖學」難題顯然無足輕重。

從解剖學來看，智人 DNA 的改變而讓複雜語言成為可能，也帶來了前面說過的巨大演化優勢。然而，這項改變同時也縮窄了呼吸道，這是相對較小的缺點。[9] 因此，我們的牙齒和呼吸道問題，至少可以部分追溯到遠古祖先發展出語言能力的時期，[10] 這種能力大幅超越了依賴咕嚕聲和手勢的溝通方式，並涉及人類喉嚨的複雜演化改變。喉頭（larynx），也就是我們一般所說的聲帶（voice box），位於連接到肺部的氣管頂端。當人類的聲帶整體下移，聲帶上方及舌頭後方

便形成一個能容納更多空氣的空間（嚴格來說應該稱此部位為「喉上聲道」〔supralaryngeal vocal tract，SVT〕），可以大幅修飾我們呼出氣體時所能發出的聲音。

　　清楚發出母音和子音的能力為智人帶來巨大的優勢，然而就像許多演化上的優勢一樣，它也伴隨著缺點。例如人類以雙腳行走的好處，是以容易背痛和疝氣做為代價；對潛在伴侶低語情話的能力，是以更高的窒息風險作為代價。原因就在於隨著喉部下移，空氣和食物在頸內共用了同一條管道，僅依靠一套瓣膜作為閥門系統，來分別引導空氣進入肺部、食物進入胃部。有時這個系統會出現故障，食物可能被錯誤地引導至肺部，堵塞呼吸道（這種故障讓美國胸外科醫生哈姆立克〔Henry Heimlich〕發明了以他為名的「哈姆立克急救法」）。

　　嬰兒不會面臨這種威脅，因為要等到孩子大約兩歲時，喉部才會下移並形成單一的食物—空氣通道。在此之前，嬰兒的管道是分開的，這讓哺乳中的嬰兒可以同時吸吮和呼吸而不會窒息。但如果這種複雜的空氣攝入解剖構造未能正確發育，例如涉及到下顎縮短及顱骨底部改變等過程，他在成年後的夜間呼吸就可能會遭遇嚴重問題。因此，這種阻塞性睡眠呼吸中止症的流行，可追溯到我們卓越的語言溝通能力。[11] 當然，睡眠呼吸中止症的流行一定比語言發展要晚得多，因此讓人類語言得以實現的身體結構演化，並非問題的

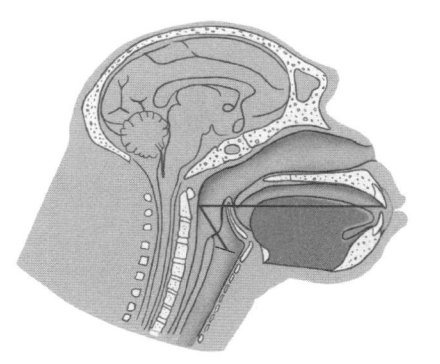

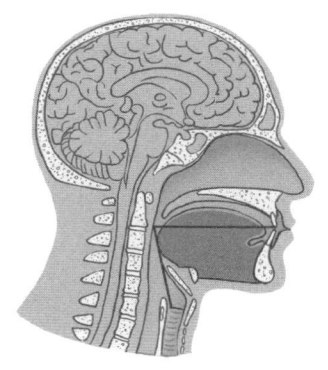

圖 28：左側這隻不會說話的黑猩猩，舌頭完全位於下顎內，遠離後側空氣進入肺部的位置。
隨著人們逐漸學會說話，舌頭後側很容易擠壓到呼吸道，讓右側的人類更容易患上睡眠呼吸中止症。

全部原因。

　　肌肉的活動量和活動類型，也是影響口腔發育的重要環境因素。正如莫伊馬茲（Suzely Moimaz）醫師及其兒童牙科專家團隊所說：「母乳餵養是顱面正確發育的決定性因素，因為它可促進口腔顏面肌肉的強烈運動，有利於呼吸、吞嚥、咀嚼和語言產生等功能的發展。」[12]其他科學文獻也顯示，缺乏母乳餵養與下顎發育不良、用口呼吸及咬合不正者的增加有關。[13]此外，母乳還有助於增強免疫反應，減少流鼻涕的情況；流鼻涕也會導致用口呼吸，進而影響下顎發育，引發牙齒歪斜。不僅如此，母乳餵養有助於避免咬合不正，而使用奶嘴則會促進咬合不正的發育，[14]這可能是因為奶嘴減少了母乳餵養的時間。[15]使用奶瓶也有類似的缺點，

第五章　發育與口腔姿勢　　107

但影響不如奶嘴明顯,一項針對超過一千名義大利學齡前兒童餵養模式的研究得出了這樣的結論。[16]

整體而言,奶瓶餵養的問題在18世紀中葉後的西歐,尤其是在英國和法國開始大量出現。正如芝加哥盧里兒童醫院(Lurie Children's Hospital)的兒童牙科醫生博伊德(Kevin Boyd)所說,當時有大量女性開始進入紡織廠工作;在最初的幾十年裡,大多數在工廠工作的女性是兒童或未婚者,但工業化隨後導致幾千年來傳統的嬰幼兒哺乳、離乳期變短。已婚女性也不再待在家中從事家庭手工業,無法「按需求」哺乳多年,這讓職業婦女進入以「奶瓶餵養」的時代——使用假乳頭、預擠的母乳、嬰兒配方奶和奶嘴。[17] 結果便是喪失了讓大型、前突的下顎得以正常發育的重要哺乳環境。自然哺乳與奶瓶餵養不同之處,在於嬰兒需要進行強烈的肌肉運動來吸吮乳房。這種運動會讓激烈工作的下顎肌肉疲憊,促使嬰兒入睡,而不需要安撫奶嘴、手指或其他物品來輔助。結論是,用奶嘴、含手指來取代吸吮乳汁的行為,可能會導致咬合不正的發育。[18]

現在的孩子很少被仔細教導要徹底咀嚼食物(每口咀嚼二十次)、在不吃東西或不說話時保持嘴巴閉合,以及即使在進食或說話時也要透過鼻子呼吸等等。肌肉在咀嚼硬物時的強大壓擠力,對口腔的發育相當重要,會直接影響下顎和臉部的形成過程。[19] 同等重要甚至可能更重要的,是肌肉在

休息時保持嘴唇和下顎閉合並使舌頭抵住上顎，這種來自肌肉接觸、儘管較弱但「持續」的壓力。這種溫和壓力可以促使舌頭、牙齒和上顎相互作用，將活動的骨頭慢慢塑造成由數百萬年的基因演化所設定的形態。總之，沒有充分咀嚼這類不良的口腔姿勢，會破壞環境與基因的相互作用，進而影響下顎和呼吸道達到最佳大小和結構配置的發育過程。

　　輕微的肌肉壓力能造成持續的影響看似相當違反直覺，但這種持續一段時間的輕微肌肉作用確實能對牙齒和骨骼產生重大影響，這點已透過對人類的觀察和對猴子的實驗得到

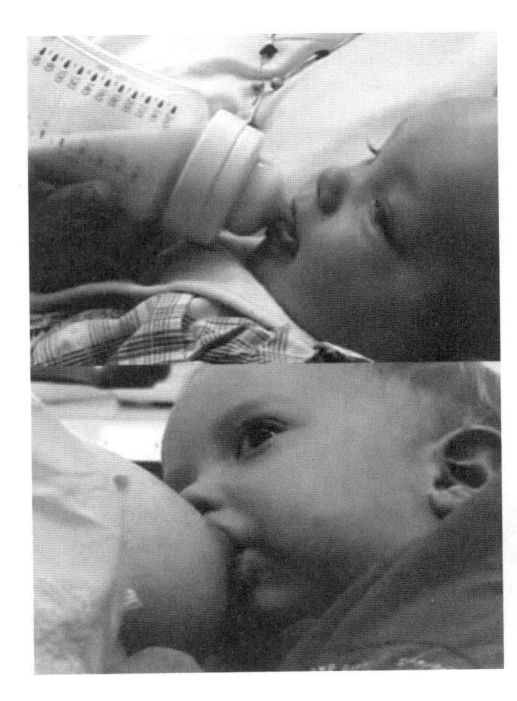

圖 29：以奶瓶餵食的嬰兒是被動獲得乳汁的（上），哺乳的嬰兒則必須進行肌肉運動才能成功進食（下）。
（John Flutter 提供）

證明。

用口呼吸的習慣，是近期人類下顎大小產生劇烈變化的根源，這點可以在針對恆河猴的實驗研究中看出來。由於實驗倫理的限制，對人類進行的實驗經常有所限制，而對其他靈長類動物進行的實驗也受到越來越多的倫理審查，[20] 不過我們還是可以從過去的研究中瞭解到許多事。這項探討「用口呼吸對恆河猴下顎大小的影響」的研究相當有說服力，因為牠們的發育系統與人類極為相似——這些研究可以告訴我們許多跟人類有關的事。有大量證據顯示，用口呼吸會影響下顎結構，[21] 並和睡眠相關的健康問題有所關聯。[22]

在 1970 年代，有位想法極具開創性的解剖學家哈佛（Egil

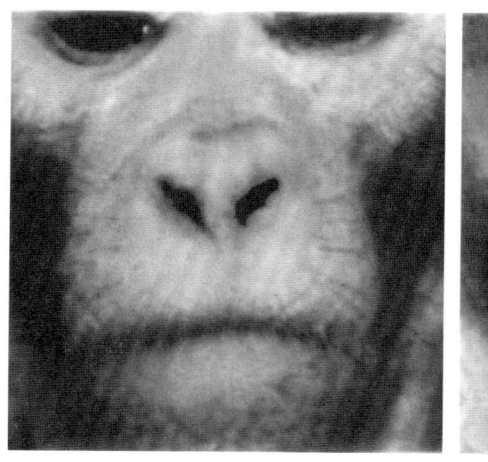

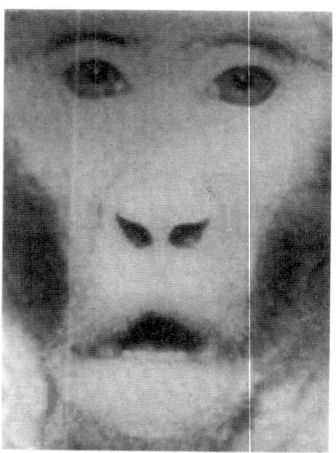

圖 30：在哈佛的實驗中，左圖的猴子是正常的「對照組」，右邊的猴子則是鼻子被塞住的「實驗組」。
由於鼻子阻塞而導致嘴巴張開呼吸，造成牠的下顎變窄和長臉症候群，如右圖所示。

Harvold），進行了一系列關於恆河猴的實驗。這些實驗結果顯示，[23] 當二到六歲的恆河猴被迫成為用口呼吸者（方法是用矽膠塞住牠們的鼻孔）時，牠們會出現包括舌頭、嘴唇和下顎位置的各種行為變化。而當這些動物適應用口呼吸後，牠們的行為會造成臉部的「反常」現象。用口呼吸的恆河猴會發育出更長的臉部，而且下顎向下傾斜，甚至會發展出形式各異的咬合不正。很明顯地，正如在人類身上發生的情況，用口呼吸的新奇方式會對靈活的下顎發育系統施加不同的壓力，[24] 使得所有的猴子都出現下顎牙弓變窄，上顎牙弓縮短的現象。其結果便是「門牙錯咬」（incisor cross bite），即下顎的門牙位於上顎門牙前方的情況。矽膠在十八個月後被移除，那之後大多數的改變都開始逆轉恢復。哈佛的研究還顯示，只要恆河猴的舌頭輕輕地抵住上顎，就可以讓臉部骨架的生長形成寬闊的上顎和正常的牙弓。[25]

當然，恆河猴和人類的口腔與臉部解剖結構有所不同，但哈佛的實驗強化了一項有力的證據：呼吸模式會改變人類的臉部發展，而且用口呼吸可能會導致「長臉症候群」（long face syndrome），[26] 這是現代文化裡許多人認為較不具吸引力的面貌。[27] 長臉症候群與上下顎牙齒保持約二公厘距離的發育模式有關。[28]

哈佛的研究也指出了造成我們所說的口腔顏面健康問題的重要原因：人類轉向室內生活。因為人們進入了一種類似

哈佛猴子遭遇的「鼻孔堵塞」情境，亦即室內充滿過敏原，很容易引發鼻塞的環境。這種居所的轉變以及隨之暴露在大量過敏原下的環境，就像人類學會種植並加工較軟食物一樣，都有歷史的遠因，也都讓今天的孩子更容易罹患過敏，因而出現下顎發育的問題。[29]

嬰兒在出生後，除了哭泣之外，通常是透過鼻子呼吸。有些嬰兒在應該用口呼吸時無法用口呼吸，便可能窒息。例如，新生兒如果有罕見的先天性鼻塞，就可能因為無法用嘴呼吸而窒息。[30] 幼童時期的鼻塞不僅會由常見的感冒引起，根據「衛生假說」（hygiene hypothesis）的觀點，這種問題也與生活在富含過敏原的封閉環境有關。[31] 在這些環境中，由於缺乏與農場動物、感染物和髒亂的接觸，因此免疫系統未能受到充分的訓練。[32] 這種說法似乎有點諷刺，然而現代的「乾淨」環境似乎對免疫能力有害，[33] 一方面使得免疫系統無法有效預防過敏反應和氣喘，[34] 另一方面卻使過敏原（如塵蟎及其糞便）集中在室內[35] 並產生新型的過敏原（例如甲醛）。[36] 這種現代環境可能還包括較短的母乳餵養期，[37] 而母乳餵養有助於讓母親將免疫力保護傳遞給嬰兒。前面談過，孩子的過敏性鼻塞問題，很可能就是現代小孩用口呼吸和咬合不正如此普遍和常見的原因。[38] 室內環境的條件，並不像人們經常認為的那樣無害，反而可能會引發慢性疾病。[39]

要瞭解這點的影響有多大，可參考下圖那位不幸男孩的

照片，他對自己的寵物沙鼠產生了過敏反應（圖31）。良好密閉住所的優勢帶來了不幸的副作用，我們帶來的環境改變可能會妨礙口腔顏面的正常發育。

保持口腔顏面處於適當發育環境的重要性再怎麼強調也不為過，這對年幼的孩子來說尤其重要。有趣的是，進行過下顎手術矯正骨骼畸型的人，如果未接受訓練以保持適當的口腔顏面環境，亦即沒有保持正確的口腔姿勢和用鼻呼吸的話，面部畸型的問題依然可能復發。[40] 這也證明了活的骨骼有可塑性，齒顎矯正技術便是以此為基礎，透過骨骼來移動牙齒。

科學家仍在探索特定環境對脊椎動物（包括人類）下顎與臉部發育的影響和重要性。[41] 我們認為，科學家將逐漸

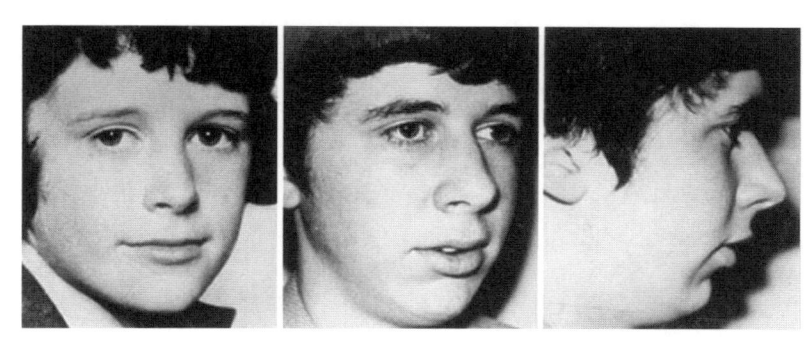

圖31. 過敏可能完全堵塞年輕人的鼻孔，就像用矽膠塞子堵住恆河猴的鼻孔一樣。
請看這位英俊的小孩（左）在養了一隻沙鼠當寵物後的結果。由於他對沙鼠過敏，過敏導致的鼻塞和用口呼吸，改變他下顎的生長方向（右二圖），帶來了悲慘的後果。（John Mew 提供）

第五章　發育與口腔姿勢　113

發現「文化變遷」對於兒童早期發育環境所產生的影響。舉例來說，如果我們能夠回歸與早已消失的環境相關的文化模式，便可在對抗口腔顏面問題流行病中取得最佳成效。

這點與某些人類生理系統的發展存在一個較早的「關鍵時期」類似——在此期間，環境必須適合「正常發育」。其中一個經典證據，就是非常年幼的孩子如果未能暴露於正常的視覺環境中，便可能永遠無法產生「正常視覺」。生來就失明的兒童，如果在形成正常視覺的關鍵時期過後才透過手術恢復視力，便無法發展出正常視覺。有個案例是一位恢復視力的人，可以感知光背景上的暗物體，但無法分辨十字形和圓形，後來他甚至回到失明時的生活方式，並未使用已恢復的視力來感知世界。[42] 另一項例子是個從三歲起就失明一直到四十六歲的人，在手術恢復視力後的兩年內，他仍無法發展出正常的視覺。[43] 當然，也有少數不同的案例：一位後來恢復視力的人發展出足夠的視覺敏感度，至少能適應社會中的正常運作。[44]

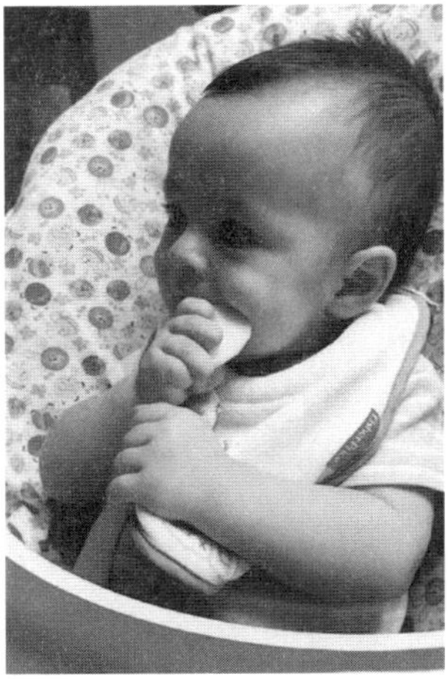

同樣地，理想的下顎－臉部－呼吸道發育似乎在出生後的

圖 32：男孩離乳後逐漸開始吃堅硬耐嚼的食物。
他在六個月大時，第一次吃新鮮的梨子。

前十年（或許更集中於第一年左右）存在一個關鍵時期。在此期間，人類的行為必須包括正確的口腔姿勢（保持口腔閉合）、離乳期間及之後食用「有嚼勁」的食物，並注意我們先前討論過的所有其他因素。

已證實的是，如果他在這段關鍵時期保持不良的口腔姿勢，後來要回到正常的下顎發育軌道也會更加困難。不過，目前尚無正式的科學研究確定每個人可以達到的改善程度及個體差異。這種情況大致類似於生命最初幾年的「語言學習」關鍵時期；[45] 也有些人在成年後仍然可以輕鬆學會新的語言。[46]

談到口腔—臉部健康的關鍵時期，約翰・繆寫道：

> 如果在嬰兒期，上顎未能獲得足夠的咬合（牙齒接觸）和／或舌頭支撐，便會傾向於向下移位。八歲以前似乎是關鍵時期，超過這個年齡，上顎就會逐漸牢固地附著於顱底（頭骨底部）。到了青春期，上顎相對固定，就需要使用矯正裝置才能移動；然而，下顎在此之後仍保有一定的靈活性，尤其是男孩。[47]

無論如何，臨床經驗和「基本原理」——也就是在任何複雜系統的發展中，早期干預比晚期干預更有可能產生重大

第五章　發育與口腔姿勢　115

影響——都清楚說明了兒童的下顎發育比成年人更容易受到影響。

幾千年來，狩獵採集社會的女性通常都會在哺乳多年後，用堅硬而有嚼勁的食物來為孩子離乳（當時尚未發明「嬰兒食品」）。人類的發育系統經過演化，適應了這種模式，其結果便是在這種環境下，頭骨和下顎的發育呈現典型的正常健康模式。正如我們在第一章所見，下顎相對寬大，牙齒整齊排列，既不重疊也不歪斜。值得注意的是，現在的研究也發現，母乳餵養與降低咬合不正的發生率密切相關，這點或許並非巧合。[48]

隨著農業的演化，食物生產與消費的文化模式開始改變，[49] 最初的改變多為技術層面的轉變（例如從採集轉向種

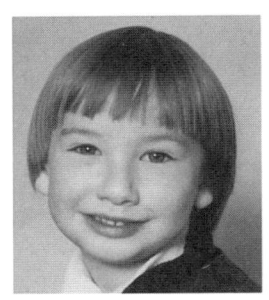

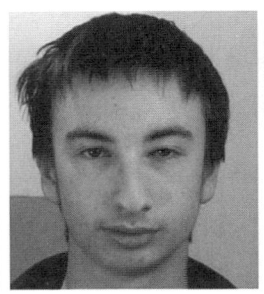

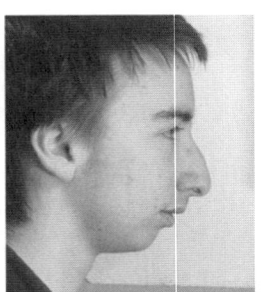

五歲　　　　　　　　　　　　　十七歲

圖 33：父母總是覺得自己的孩子非常可愛，但我們應該學會辨識錯誤發育的早期跡象。
左側的男孩雖然長得可愛，嘴巴卻張得大大的；長大後發育的結果在右側。（John Mew 提供）

116　Jaws: The Story of a Hidden Epidemic

植穀物），而非食物種類的變化。[50] 這些模式的改變非常複雜，部分受到以下因素的影響：實際食物種類的差異、某些地區從高度依賴海洋資源的狩獵採集者轉變為主要依靠栽培植物的生活方式，以及不同的食物處理方式（切割、磨碎、發酵、燒烤、煮沸）等。[51] 而且，與現代咬合不正流行病相關的咀嚼大幅減少及鼻塞問題，似乎是在更晚期才逐漸出現的。大多數與農業發展有關的牙科轉變文獻，主要關注在蛀牙的增加，這點跟轉換為高碳水化合物飲食，以及更適合蛀牙菌繁殖的口腔環境有關。此外，還有碎石混在石臼磨碎的穀物中，導致牙齒出現不同程度的磨損等，但這些文獻都很少提到咬合不正的情形。[52]

　　隨著人們逐漸過上定居的生活，有更多時間烹飪食物，孩子們便更常吃到不需過多咀嚼的軟質食物。經過幾十萬年的演化，烹飪的廣泛應用減少了對長下顎及強大咀嚼力的需求（這是過去想從生食中取得營養所需的必要能力）。[53] 農業革命的影響（加上早期為配合語言發展而演化、相對複雜的呼吸道結構）方便人們取得柔軟的熟食，讓嬰幼兒得以提早離乳，這也導致了原先肌肉使用方式的改變，讓母親哺乳期間複雜的吸吮被更輕鬆的動作取代，改變了口腔發育的基本模式。此外，用餐工具（例如湯匙、叉子、筷子）的逐漸普及可能也有影響。隨著人類逐漸停止遷徙，不再需要隨身攜帶所有物品，這些工具便成為常見的文化習慣。[54]

第五章　發育與口腔姿勢　117

最後，就在過去幾個世紀裡，這些因素對口腔發育帶來的新影響，導致了下顎狹小和牙齒排列不良的發生率迅速上升。整體看來，這些因素似乎可以解釋為何智齒拔除的需求增加，用口呼吸、吞嚥問題、睡眠呼吸中止症和某些語言障礙（因為需要對舌頭及其他口腔肌肉的良好控制）變得更加普遍。[55]

這些影響與嬰幼兒在關鍵發育階段逐漸轉向軟質食物的現象有關，[56] 尤其是在工業革命下「嬰兒食品」產業誕生後，變得更加明顯。有確實證據顯示，隨著人類自中世紀到現代逐漸轉向工業化飲食後，下顎的尺寸也有所縮小。[57]

有趣的是，如同威靈頓公爵的例子（見第四章，圖25a），只要比較幾個世紀前西方富人與窮人的臉部結構（以及相關的呼吸道空間），便可以看出過於柔軟的離乳飲食以及後續飲食習慣可能造成的影響。富人及其嬰兒的飲食往往更加「精緻」，可以推測他們在幼年時期的咀嚼次數較少。我們也可以根據富人肖像畫中的臉部特徵推測，他們的下顎發育不足，顎骨狹窄，呼吸道受到壓迫。這些肖像往往也有向下彎曲的鼻子、向後傾斜的額頭，以及鼻尖和下巴之間似乎過長的距離。相較之下，當時的窮人雖然面臨較多的困難，卻因為較少攝取軟質飲食，因此較少遇到臉部和下顎變形的問題。

至少在西方，現代人的飲食幾乎都是過去富人的飲食

模式。為了發展出語言能力，人類的喉頭下降，口腔空間縮小，舌根靠近呼吸道，這些特徵再結合現代兒童缺乏足夠咀嚼的現象後，改變了整個頭顱底部與下顎的發育模式，讓舌根擠入呼吸道而造成局部阻塞。於是，用口呼吸成了一種補償機制；當嘴巴張開時，舌頭可以向前移動，遠離氣管，使呼吸更容易，然而這麼做也使人類失去了透過鼻腔過濾空氣的優勢（第六章會提到）。正如前面所說，下顎發育不足與臉部往「垂直」方向生長密切相關。

再次強調，現代環境的趨勢——從快速吞嚥速食到長時間待在充滿塵蟎的室內環境——都導致了我們下顎與臉部的發育問題。正如我們所見，生長模式不僅取決於如何使用下顎，甚至也與下顎放鬆休息時的姿勢有關。祖母們直覺地知道休息對生長的重要性：「一暝大一寸。」* 現在，科學證明了生長激素在晚上十一點至凌晨兩點之間分泌得最為旺盛。[58] 這種化學信號的釋放依賴於我們的生理規律，即身體對日夜交替約二十四小時的週期反應。[59] 民俗智慧告訴我們，睡眠能讓我們恢復精力，讓身心處於最佳狀態。對於過去的孩子而言，睡眠的優先程度曾在大多數的活動之上，人們也都知道睡眠的「時數」（例如睡足八小時）很重要，但大家（而且是多數人）多半都忽略了睡眠「品質」的重要性。

---

* 譯注：原文「你需要睡覺才能長大。」（You need to sleep in order to grow.）

第六章
呼吸失調與睡眠

　　睡眠時的呼吸中斷會對健康造成各種嚴重影響，[1] 包括心臟健康、糖尿病、[2] 中風和心理疾病。[3] 而患有阻塞性睡眠呼吸中止症的兒童還比其他兒童更可能出現學習能力較差、行為問題、注意力不足過動症、腦損傷以及憂鬱症等情況。[4] 使兒童面臨這些問題的其中一項主要原因，就是用口呼吸。

用口呼吸與下巴懸垂

　　口腔姿勢不良經常會導致用口呼吸——這種情況必須在年紀尚輕時迅速治療。[5] 然而在工業化社會中，用口呼吸者已佔人群中相當大的比例。[6] 舉例來說，在巴西雷西非市（Recife）一項針對一百五十名年齡介於八至十歲學童所進行的嚴謹研究中，就有八十名（53%）為用口呼吸者。[7] 研究人員在學童完全不知情的情況下，仔細觀察他們，並透過他們對著鏡子呼吸時的霧氣模式進行測試。此外，研究人員

還讓學童嘗試把水含在口中三分鐘（因為用口呼吸者無法辦到）。這些測試可以排除那些雖然嘴巴張開，但仍透過鼻子呼吸的學童。[8] 有些人即使嘴巴經常張開，但仍是用鼻呼吸者。因此，約翰・繆傾向使用更準確的術語「張口姿勢」（open mouth posture）來描述此一問題，不過本書仍將繼續使用更易懂的「用口呼吸」說法。[9]

鼻子是一個擁有多種功能的複雜結構。[10] 透過鼻子吸入的空氣會被加熱、加濕和過濾，並且在進入肺部之前，還會加入少量具殺菌作用的一氧化氮。[11] 這些一氧化氮可以發揮「結構性」的作用，維持肺部健康。[12] 相較之下，用口呼吸完全沒有這些優勢，還可能產生嚴重性遠超過影響下顎發育、齒列不整的負面後果（還記得哈佛的猴子實驗嗎？）。[13] 以下是巴西伯南布哥大學（University of Pernambuco）一群兒童牙醫師，對於用口呼吸產生的各種相關問題的整理：

> 用口呼吸者最常見的抱怨，包括：呼吸急促或呼吸衰竭、在體育活動中容易疲勞、背部或頸部疼痛、嗅覺和／或味覺損傷、口臭、口乾、因窒息感而驚醒、睡眠品質差、日間嗜睡、黑眼圈、不停打噴嚏、說話時唾液過多等。從身體狀況來看，用口呼吸的孩子有許多共同特徵：長臉、下垂的眼睛、黑

眼圈、嘴唇張開、嘴唇下垂且乾燥、鼻孔狹窄、臉頰肌肉鬆弛、上顎較高、上牙弓變窄，以及咬合不正等。用口呼吸還會改變人的姿勢、臉部結構，以及發聲器官的強度（器官發聲的力量）。[14]

由於用口呼吸可能對口腔健康產生負面影響，瞭解這種潛在危險習慣的徵兆和症狀就變得相當重要。事實上，許多用口呼吸者甚至不會意識到自己有這種習慣。要看出某人是否用口呼吸，以下是一些比較容易觀察到的徵兆：

- 嘴唇乾燥
- 口乾
- 睡覺打鼾並張開嘴
- 多種呼吸道相關疾病，如鼻竇炎、中耳炎和感冒
- 長期口臭
- 牙齦紅腫，容易出血

用口呼吸會讓口腔快速乾燥，並減少唾液的分泌量。唾液在中和口腔酸性和幫助沖刷細菌等方面扮演了相當重要的角色；缺少唾液，蛀牙機率就會增加。[15] 口腔乾燥是牙齦疾病、蛀牙以及牙齦炎的成因。而牙齦炎更可能進一步發展為牙周病——微生物會在牙齒周圍形成囊袋，導致牙齒鬆動脫

離牙齦。牙周病若不加以治療，細菌便有可能進入血液；如果附著在心臟瓣膜上，會進一步引發嚴重的心內膜炎。

蛀牙也可以追溯到用口呼吸及口乾問題。[16] 我們一再強調，口腔感染並非小事，感染始終存在著死亡的可能性，而且已經有許多案例發生過這種情況。其中一個悲劇故事是馬里蘭州一位十二歲男孩德萊弗（Deamonte Driver）的案例。在奧托（Mary Otto）撰寫的《牙齒》（Teeth）一書中，講述了這個男孩的故事。我們已經知道用口呼吸會讓口腔乾燥，而唾液減少意味著蛀牙增加。回顧德萊弗的故事，尤其會讓人深刻意識到預防的重要性，這不僅可以減少人類的痛苦，也可以減少社會的經濟負擔。

一天，德萊弗放學回家時，抱怨頭痛──情況看似沒什麼特別。於是他的祖母帶他去南馬里蘭醫療中心（Southern Maryland Hospital Center），那裡的醫生幫他開了治療頭痛、鼻竇炎和牙齒膿腫的藥。第二天是週四，德萊弗一樣去上學。「週五的時候病情開始加重，」他的母親艾莉絲（Alyce）說，「他沒辦法說話了。」艾莉絲帶他去了喬治王子郡醫療中心（Prince George's Hospital Center），德萊弗接受了腰椎穿刺和電腦斷層掃描，並被診斷為腦膜炎。接著他被送到華盛頓特區的國家兒童醫學中心，為治療左側大腦感染進行了腦部手術。到了週六，他開始癲癇發作，於是又進行了另一次手術。在這次手術中，醫生拔掉他上顎左側一顆被感染到深

處的臼齒，因為細菌從牙齒膿瘍擴散到他的腦部。醫生說德萊弗正在「為生命奮戰」。

他昏迷了兩天，家人圍在床邊為他禱告。那之後德萊弗奇蹟似地醒來，在國家兒童醫學中心住院兩個多星期，隨後被轉送到附近的兒童醫院，在那裡接受了額外六週的物理和職能治療。他在治療期間已經可以寫學校作業，並接受親戚和學校老師的探訪，然而他的眼神看起來依然疲弱。2月24日，他說不想吃東西，但心情似乎不錯，還在艾莉絲離開醫院時叫她，叮囑她睡前一定要禱告。隔天早上，艾莉絲突然接到通知說德萊弗失去意識。她匆忙趕回醫院，但抵達時德萊弗已經離世。艾莉絲說道：「當我趕到醫院時，我的寶貝已經走了。」

德萊弗家境貧困，艾莉絲無法帶他去接受一般的牙醫治療。結果在缺乏適當的牙科護理下，德萊弗竟被牙齒膿腫奪

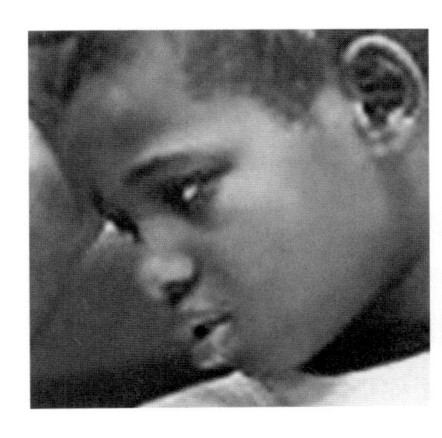

圖34：德萊弗在2007年因牙齒膿瘍感染擴散至腦部而去世，享年十二歲。
遺憾的是，人們從現有的照片中可以得出結論，德萊弗是用口呼吸者，或是有口腔休息時張嘴的習慣。（Washington Post/Getty 提供）

第六章　呼吸失調與睡眠　125

走生命。

德萊弗的故事是個典型案例,顯示了一個表面上看似微不足道的問題,卻與某些嚴重到危及生命的疾病牽連在一起:長期過敏鼻塞可能導致下顎發育不良及用口呼吸,用口呼吸可能引發蛀牙、牙齦炎及牙周病,而牙周病又可能導致心內膜炎,心內膜炎還可能引發心臟病或中風。不論兒童或成人,用口呼吸都會導致睡眠品質變差、血中氧氣濃度降低,以及為保持呼吸道暢通而養成頭部後仰的習慣。此外,對於正在發育的兒童來說,習慣性的用口呼吸可能導致臉部變得比正常發育的情況更長、更窄,鼻子更扁平,鼻孔更小,上唇更薄,下唇更突翹。用口呼吸還可能導致換氣過度(異常深或快的呼吸)和缺氧(降低輸送所需氧氣給身體組織的能力),甚至可能引發或加重氣喘。[17]

雖然我們很難統計這類數據,但 2016 年的《消費者報告》(Consumer Reports)指出「多達七千萬美國人患有睡眠失調——持續性的睡眠困難,以及對後續日間功能的妨礙。」[18]《新科學人》(New Scientist)雜誌也補充「睡眠品質差是肥胖、糖尿病、情緒障礙及免疫功能失調的主要風險因素。簡而言之,睡眠品質差會縮短壽命。」[19]

睡眠失調形式多樣,有些因素跟用口呼吸、或是呼吸道和下顎的相對位置無關,像是由抑鬱、焦慮、疼痛、過量咖啡因、熬夜使用數位設備等原因所引起的睡眠問題。然而,

也有許多睡眠失調與我們的呼吸習慣及呼吸道大小有關，這些問題就與我們的下顎結構和口腔姿勢密切相關了。

睡眠呼吸障礙、打鼾與睡眠呼吸中止症

呼吸是維持生命的首要任務，因此你的大腦會持續不斷地關注這項活動。當呼吸被阻斷時，身體會費盡所有能量和努力，只為集中精力尋找下一口氣。某些睡眠障礙可能嚴重到導致身體觸發這種反應。我們前面已經討論過最嚴重的情況，亦即阻塞性睡眠呼吸中止症（OSA）。而某些睡眠呼吸中止症可追溯到一種稱為「中樞性睡眠呼吸中止症」（central sleep apnea）的神經系統疾病。在這種情況下，你之所以會停止呼吸，是因為大腦沒有即時告訴你要繼續呼吸。相較於常見的阻塞性睡眠呼吸中止症，上述這種情況較為罕見。阻塞性睡眠呼吸中止症通常涉及喉部本身的阻塞；根據估計，僅在美國就有大約一千兩百萬人罹患此病。其中一個常見的原因便是口腔和臉部發育問題，導致下顎過小，無法讓舌頭舒適地容納其中。在這種情況下，舌根可能會陷進喉嚨，阻斷氣流。哈佛培訓的醫師雷姆斯（John Remmers），也是「阻塞性睡眠呼吸中止症」一詞的發明者，[20] 他說：「在大多數、甚至所有阻塞性睡眠呼吸中止症的病例中，咽喉的結構狹窄扮演了最關鍵的角色。這是由於上下顎骨在臉部位置的

後縮所致。如果上下顎骨位於臉部的理想位置，便不會出現阻塞性睡眠呼吸中止症。」

雖然肥胖、過度飲酒與吸菸等其他因素也可能導致阻塞性睡眠呼吸中止症——因為它們會造成打鼾——但我們同意雷姆斯的看法，亦即阻塞性睡眠呼吸中止症的基本原因是結構性的。雷姆斯還預測，阻塞性睡眠呼吸中止症將成為工業化國家中「最常見的慢性疾病」（其他如肥胖與第二型糖尿病等疾病也是這個名號的強力競爭者），[21] 然而，儘管有千百萬人深受其害，但我們針對瞭解和預防阻塞性睡眠呼吸中止症做出的行動卻寥寥無幾。如同困擾我們的許多慢性疾病一樣，它似乎就像另一顆被踢到冰箱下面、不被重視的「失控冰塊」。

用口呼吸本身，可能就是形成疾病的重要源頭。任何明顯干擾呼吸的情況都會由自律神經系統進行處理（該系統不需大腦思考就能進行反應）。這種呼吸干擾會觸發自律神經系統中的「交感神經」部分，進入自動的「戰或逃」（fight-or-flight）反應。即使觸發的神經信號不是來自面對饑餓老虎的咆哮，而是即將來臨的期末考，或害怕聽到老闆今年不幫你升職，一旦你的呼吸突然被打斷，下一刻你就會猛然喘氣，努力讓氧氣流入肺部。交感神經系統會加速你的心跳、提高血壓，讓你透過嘴巴大口呼吸，並將血液引導到腿部肌肉，遠離胃腸、繁殖和生長等與生存無直接關係的體內器官

和運作程序。你會下意識地準備好奔跑、戰鬥、爬行或做任何求生所需的事。如果老虎沒抓到你，自律神經系統的另一分支——副交感神經系統，就會幫助你冷靜下來，恢復正常的身體功能。當你被老虎追趕時，用口呼吸顯然非常有利，可以讓更多氧氣進入肺部和血液中，為疲累的肌肉提供能量。但當所有能量都集中於救命時，生長就會被暫停——以便讓你有機會在以後的日子裡繼續生長。正如壓力專家薩波斯基（Robert Sapolsky）[22]所說：「逃離母獅的羚羊，沒時間或精力去長角。」

就連薩波斯基也無法確定，單純用口呼吸、或結合睡眠呼吸中止症的作用，是否會觸發局部的「逃離老虎」反應。[23]但長期而慣性地無法獲得安穩的睡眠，無疑是重大的壓力來源，長時間下來會嚴重損害健康，增加罹患流感、[24]出現腸胃問題、心臟病及其他疾病的機率。[25]事實上，用口呼吸也可能干擾與用鼻呼吸相關的正常生長和發展。一個瑞典的科學團隊也指出：「只要打鼾者改善了用鼻呼吸的狀況，便可增加夜間生長激素的釋放。」[26]也就是說，如果能讓孩子從用口呼吸改為用鼻呼吸，便可以促進他們的成長發育。

呼吸中斷會讓身體觸發與準備進行戰鬥相同的壓力反應，然而此時身體本應享受能夠恢復能量的睡眠，[27]這有點像是在你試圖休息的同時，掙扎著為大腦提供必要的氧氣。

因為在發生睡眠呼吸中止症的情況下，氧氣的攝取會間歇性地受到限制、甚至完全受限，大腦便會關閉所有非生存所必需的程序來做出反應。這種衝突不僅限於大腦，也會透過神經衝動和荷爾蒙訊號，傳遞到身體的每個部分。當大腦反覆做出這些重要調整，便會對自身造成重大破壞，並在涉及記憶（海馬迴）的關鍵部分造成難以修復的損害。[28]

睡眠呼吸障礙，加上現代生活中的其他壓力，可能會讓人們進入「交感神經過度活躍」的狀態。這對人體的長期健康有著災難性的影響，可能造成心臟和血管方面的疾病。[29] 這種情況的發生，顯然是由於睡眠呼吸中止症會升高血壓；我們有很好的證據可以證明這一點，因為當患者的睡眠呼吸中止症獲得改善時，血壓也會隨之降低。[30] 之後若有研究證實單純的用口呼吸（在未影響氧氣供應的情況下）也可以引發部分的交感神經活化反應，那將進一步突顯這種習慣所造成的負面後果。

從小開始監測睡眠時的呼吸模式相當重要。正常的呼吸應該是安靜的、嘴巴閉合的，透過鼻子進行呼吸。睡覺時也不應有過多的翻身次數，因為規律的呼吸等於安穩的睡眠。任何明顯偏離這些模式的情況都被認為是對健康有威脅的，應該盡早處理。

打鼾是呼吸道受限的徵兆，可能與睡眠呼吸中止症有關，也可能與心臟病具有關聯性，[31] 但打鼾者並不會像睡眠

呼吸中止症患者那樣遭遇完全的呼吸中斷。然而，在現代社會中，打鼾者就像睡眠呼吸中止症患者一樣常見。其中一項預估認為三十歲以上的成人大約有30％會打鼾，五十歲以上者則有40％。[32] 根據英國的一項統計，打鼾者的普遍程度約在25％至40％之間，[33] 而在某些城鎮的統計裡，有一半以上的中年男性會打鼾。[34] 男性打鼾比女性打鼾更為常見，某些調查中男性打鼾的比例幾乎是女性的兩倍。[35]

在今天的社會中，許多人認為打鼾是正常現象，但事實恰好相反。[36] 以前的年代裡，打鼾在人類中可能極為罕見，甚至並不存在。事實上，在狩獵採集時代的打鼾者可能很危險，因為鼾聲會吸引掠食者（和敵人）注意到有個正在睡覺且相對無助的人。在古典時期，人們就已充分知道打鼾這個現象，認為它會打擾他人睡眠。然而，打鼾是項非常複雜的過程，我們仍未完全瞭解打鼾與睡眠呼吸中止症等嚴重疾病的關聯。[37] 上下顎發展的變化，似乎讓打鼾在人類各個年齡層中都變得更加普遍。當打鼾者入睡時，舌頭向後塌陷，局部阻塞了鼻腔和肺部之間的通道，造成有節奏的呼嚕聲。打鼾在年長者中尤其常見，因為他們的肌肉張力減少，使保持呼吸道通暢變得更加困難。經常喝酒、抽菸、服用其他藥物及肥胖等因素，[38] 都可能引發或加劇打鼾的情況。

兒童打鼾在現代的學齡前孩子中已變得司空見慣。[39] 根據芝加哥大學睡眠科學家戈扎爾（David Gozal）的估算，大

約有7％到13％的學齡前兒童會打鼾。[40] 過去我們認為打鼾無傷大雅，但現在的研究顯示，兒童時期的「原發性打鼾」（primary snoring，沒有睡眠呼吸中止症的打鼾）會造成注意力和記憶方面的問題，[41] 並大幅增加癲癇發作的機會，[42] 可能還是孩子發展出更嚴重問題的警訊。[43] 科學家們已經確定，慢性打鼾可能是未來發生睡眠呼吸中止症的指標。[44] 不幸的是，許多醫生經常將兒童打鼾歸因於扁桃腺、腺樣體和過敏問題，因而忽略可能更根本的原因，也就是口腔顏面的健康問題。[45]

用口呼吸[46] 以及可能伴隨其發生的慢性打鼾，讓睡眠呼吸中止症在兒童中變得越來越普遍。[47] 睡眠專家歐布萊恩（James O'Brien）醫師曾說：「任何打鼾的人，如果活得夠久，最終都會發展成阻塞性睡眠呼吸中止症。」[48] 呼吸道中心齒顎矯正醫師（特別關注呼吸道的一種齒顎矯正學派）漢（Bill Hang）隨後跟著指出：「現代的孩子經歷了過去主要發生在成人上的問題。」[49]

睡眠中呼吸受干擾的情況，也跟一些研究發現的兒童注意力不足過動症相關，症狀包括過度活躍、難以集中注意力和／或難以控制其行為等特徵。[50] 芝加哥洛里兒童醫院的睡眠專家謝爾頓（Stephen Sheldon）也是《兒童睡眠醫學原理與實踐》（*Principles and Practice of Pediatric Sleep Medicine*）一書作者，認為患有注意力不足過動症的兒童中，有75％可以把問

題歸因於睡眠呼吸障礙（Sleep Breathing disorder，SBD）。[51]睡眠期間的異常呼吸模式，可能會影響孩子的心臟以及老年人的心血管健康。對此，睡眠醫師吉耶米諾（Christian Guilleminault）和心臟病學家施羅德（John Schroeder）都認為：「如果不解決兒童的睡眠呼吸中止症問題，就無法逆轉隨之而來的心血管問題。」[52] 這些問題包括心律不整和高血壓等疾病。

除了剛才提到的睡眠障礙與注意力不足過動症和心臟疾

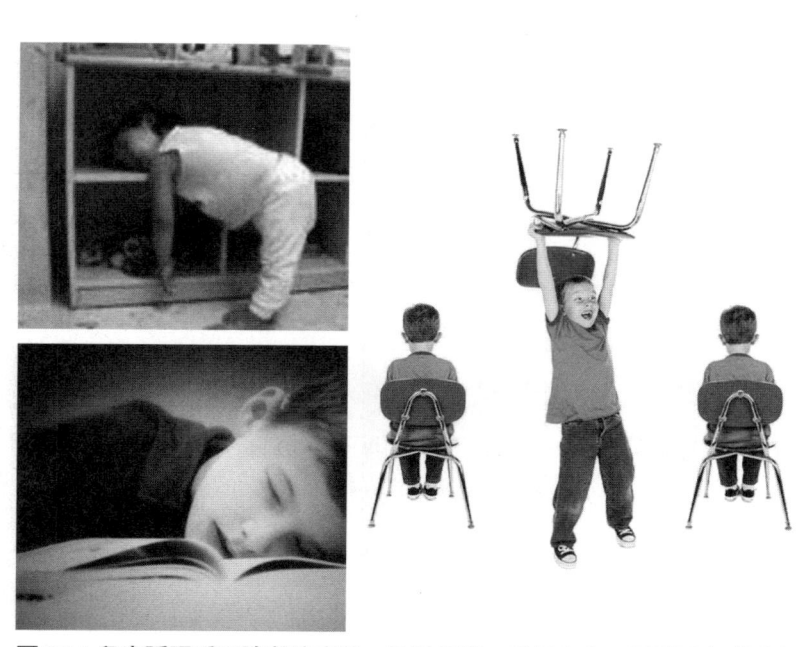

圖35：兒童睡眠呼吸障礙的症狀，包括打鼾、呼吸中止、煩躁不安或睡姿異常（左），很可能導致注意力不足過動症等行為問題（右）。
注意孩子在睡眠時嘴巴張開的情況。

第六章　呼吸失調與睡眠　133

病之間的關聯之外，[53] 還有一些研究把兒童問題如夜間遺尿（enuresis，尿床症）[54] 和磨牙（bruxism，磨牙症，請見BOX 1 內容）與睡眠呼吸障礙關聯起來。[55] 當然，這些研究僅顯示其相關性，問題的實際成因可能更為複雜。

　　相較於阻塞性睡眠呼吸中止症的直接影響，更難評估的是一系列與「壓力」相關的疾病。這些疾病的成因，部分可歸咎於過去的阻塞性睡眠呼吸中止症病史以及睡眠障礙。[56] 關鍵事實就是用口呼吸可能導致阻塞性睡眠呼吸中止症，並中斷睡眠，這些都是壓力的來源。[57] 正如我們所見，這種壓力可能在晚年導致高血壓和心臟疾病；[58] 還可能引發視力問題、[59] 慢性肺病（Chronic Obstruction Pulmonary Disease，COPD，即慢性阻塞性肺病）、過敏、癌症[60]，以及阿茲海默症等其他疾病。[61] 最近的研究還顯示，睡眠呼吸中止症可能會損害「血腦屏障」（blood-brain barrier）。* 該屏障通常能防止有害細菌、感染物和毒性化學物質進入大腦。而血腦屏障的弱化，通常跟阿茲海默症、中風、癲癇、腦膜炎和多發性硬化症等疾病對大腦造成的明顯損傷有關。[62] 然而必須注意的是我們不應過度解讀這些關聯性，我們還需更多研究來確定其中是否存在任何因果關聯。

---

* 譯注：又稱血腦障壁，指在血管和腦之間存有可選擇性阻止某些物質由血液進入大腦的「障壁」。

不幸的是，阻塞性睡眠呼吸中止症經常是在病患或父母未察覺的情況下逐漸發展出來，可能從很小的年紀就影響到一個人的身心健康。舉例來說，睡眠呼吸障礙明顯會損害兒童的精神官能，而且不光只是增加嗜睡的結果而已。睡眠科學家畢比（Dean Beebe）和戈扎爾提出了一種模型來解釋可能的機制。[63] 簡單來說，睡眠中斷會降低大腦思考和控制行為的能力，而不同程度的呼吸中止與不同程度的智力缺陷有關。[64] 有趣的是，某些證據顯示「高智商」可以對抗阻塞性睡眠呼吸中止症患者間普遍出現的認知問題，推測是因為這些人的大腦有更多的「儲備」能力（在我們看來是值得懷疑的）。[65] 戈扎爾和他的同事評估，大約有2％到3％的學齡前兒童可能已經罹患阻塞性睡眠呼吸中止症。[66] 而且正如我們在前面說過的，打鼾和行為問題很可能也是阻塞性睡眠呼吸中止症和其他危險呼吸障礙發展的早期警訊。[67] 由於這些症狀在工業化社會中很常見，並且未被視為與睡眠和呼吸有關的問題，因此也經常被忽視。幸運的是，家長們已經開始會帶孩子去醫療機構評估他們的睡眠情形——不光是看孩子「睡多久」，還要看他們「睡得如何」，也就是孩子的睡眠品質。

這裡必需提出一個重要的警告：當我們說用口呼吸和阻塞性睡眠呼吸中止症「可能導致」問題時，請各位記住，這種說法並不等於「會導致」——因為「關聯性」不等同於

BOX 1
咬牙與磨牙

在牙醫眼中，咬牙（clenching、gnashing）、磨牙（grinding）等行為，也就是通稱的「磨牙症」（bruxism），是牙齒健康的大敵，但與進食或說話並無直接關聯。這種說法聽起來很有道理，畢竟磨牙會損害牙齒。會磨牙或咬牙的人往往也有牙齒萌發不整齊的情況：他們的部分牙齒比上下顎對咬的牙齒更早萌發，這種情況被稱為「過早接觸」（premature contacts）。就像我們之前看到的，很多原因都可能導致齒顎發育異常；但對於磨牙症來說，他們的問題是由於上排或下排牙齒無法保持每天至少八小時「輕微碰觸」的狀態。

磨牙和咬牙是身體對於「過早接觸」的反應，因為這阻礙了萌出牙齒的正確對齊。倘若能讓孩子每天保持至少八小時的正確口腔姿勢，讓牙齒輕微接觸，上下顎的牙齒就能維持在正確的相對位置上，讓所有牙齒均勻咬合，進而避免磨牙。過去常把磨牙的原因歸咎於壓力；雖然壓力可能是原因之一，但並非根本的原因。

有些缺乏牙齒休息姿勢概念的牙醫會教導患者避免牙齒接觸，以免損傷「珍貴」的琺瑯質；然而這樣無法

解決問題，因為磨牙本身正是解決問題的過程——透過更多的磨合來解決牙齒接觸的問題。如果持續保持牙齒分離，只會讓問題變得更嚴重。有些牙醫會建議患者使用塑料咬合板，預防牙齒因磨牙而損傷。儘管咬合板會讓牙齒保持分離並保護牙釉質，結果便是身體無法找到牙齒「均勻接觸」的平衡狀態。卡恩認為，若能將患者的早期接觸點磨平並接受訓練，每天至少有三分之一的時間保持牙齒輕微碰觸的狀態（多數情況必需使用牙科裝置），磨牙的問題就會解決。[*] 不過這種做法不包括解決更根本的問題，例如呼吸道空間受限的情形就不會隨之消失。

不知何故，靜止時保持牙齒分離（亦即所謂的「自由間隙」，Freeway Space）的概念，被納入世界各地的牙醫教學課程中。因此，我們希望透過普及常識，來挑戰這種牙科實踐中的偏差問題。

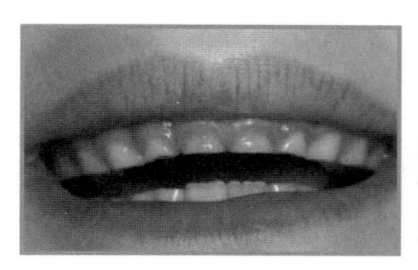

圖 36：當孩子試圖打開呼吸道時磨牙，就會產生明顯的磨損並發出噪音，讓父母得以警覺。

---

[*] 原注：根據我在 2016 年與 Dr. Antonio Facal Garcia 和 Sandra 進行的討論。

第六章　呼吸失調與睡眠

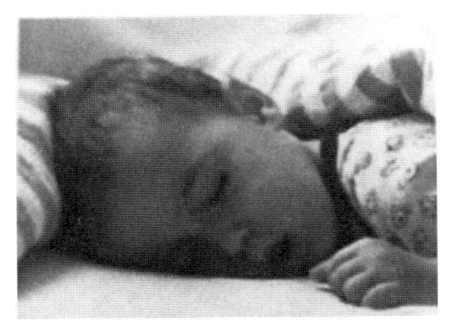

圖37：睡覺時被子凌亂、嘴巴張開都是問題的徵兆。

「因果關係」。人們花了幾十年的研究，才確定吸菸與肺癌之間的關聯，而且這項任務相對來說還比較簡單——確定一個人每天抽多少支菸以及持續抽了幾年，肯定比追溯某人的母親在懷孕期間是否罹患過阻塞性睡眠呼吸中止症要來得容易。更何況有些重度吸菸者從未罹患肺癌，還有更多未吸菸者卻死於這種疾病。我們的目的是讓各位意識到口腔與臉部的健康問題可能帶來多種後果，而非告訴各位用口呼吸的孩子注定會有短暫且痛苦的生命，或是以為矯正了下顎發育，就能保證擁有一個長壽而健康的快樂人生。

治療阻塞性睡眠呼吸中止症

雖然這裡的重點是兒童，但我們必須記住：如果兒童的口腔和臉部健康問題未能得到適當的治療，就可能一直延續到成年，並帶來痛苦的後果。阻塞性睡眠呼吸中止症的其中一個長期症狀，就是持續嗜睡，這點當然會對個人造成嚴重的影響。埃利希之所以意識到這點，是因為他的朋友就出現

了睡眠呼吸中止症的典型症狀，後來也被診斷確診。隨睡眠呼吸中止症而來的，是極度的疲憊——她在白天疲倦不堪，無法正常行動，甚至無法工作，為她和她的家庭帶來巨大的壓力。為了尋求解方，她接受了一項非常痛苦的手術，很不幸的是手術並未將她治癒。這個案例顯示了阻塞性睡眠呼吸中止症是一種可怕且代價高昂的疾病。

有另一種將上顎和下顎向前移動的手術，稱為「上下顎前移術」（Maxillomandibular advancement surgery，MMA），這是唯一能治癒成人嚴重阻塞性睡眠呼吸中止症病例的真正選項。[68] 最近的案例顯示，上下顎前移術手術矯正了一位因阻塞性睡眠呼吸中止症，導致顱內壓升高（intracranial hypertension，簡稱 IH，顱內高壓）的四十四歲女性。該女性主訴頭痛，隨後突然出現「腦霧」（brain fog）。* 手術大幅改善了阻塞性睡眠呼吸中止症和顱內壓升高的症狀。[69] 然而可悲的是，能夠勝任這類手術的外科醫生寥寥無幾，而能保證自己有能力改善阻塞性睡眠呼吸中止症的口腔顎面外科醫生（maxillofacial）甚至更少。

那麼，是否應該進行各種顎骨手術來治療阻塞性睡眠呼吸中止症呢？考慮到相關手術的疼痛，漫長的康復期，以及

---

* 譯注：一種描述認知功能減退的流行用語，形容大腦在思考、專注和理解力方面變得遲鈍不清，如同陷入迷霧。

第六章　呼吸失調與睡眠　139

感染甚至死亡的風險，這個問題可能仍存在著許多爭議。[70]尤其是如果手術不順利，在某些情況下很可能會加重呼吸道問題。[71] 即使是經過高度訓練、受人尊敬的外科醫生，也常對這項手術望而卻步。被譽為「顎骨矯正手術之父」的貝爾（William Bell）醫師曾經描述這項手術「太複雜、太侵入性、耗時太長、成本太高且結果太不可預測」。[72]

最常見的呼吸道治療手術並不涉及顎骨本身。例如常見的切除扁桃體和腺樣體手術，通常能暫時緩解兒童的睡眠呼吸中止症，然而對成人的效果相當有限。也有許多其他選項，其中一些手術的效果更好。[73] 例如懸雍垂顎咽成型術（Uvulopalatopharyngoplasty，簡稱 UPPP 或 U-triple），以及其他軟組織手術如舌根減積手術（Tongue Base Reduction Surgery），都可依個別病患的不同情況來使用。

我們通常認為「手術是最後的手段」，但考慮到有幾百萬人受到阻塞性睡眠呼吸中止症的困擾，手術其實是個不錯的選擇。基本上，解決阻塞性睡眠呼吸中止症問題的唯一方法，就是從小開始進行預防。但對於那些已罹患疾病的人來說，除了最嚴重的病例之外，很幸運地還有一些替代方法能帶來一定程度的緩解。

許多人可以透過使用持續性正壓呼吸器（Continuous positive airway pressure，CPAP）來緩解問題。這種設備通常能消除最嚴重的症狀，在某些情況下，甚至能近乎百分之百

緩解阻塞性睡眠呼吸中止症的問題。以下便是一個案例：埃利希已成年的女兒透過持續性正壓呼吸器獲得了相當大的幫助。像她這種能適應設備的人，往往可以讓症狀獲得極大的緩解。遺憾的是，有些小孩在很小的年紀就不得不面對這種複雜的設備。

這些機器會向鼻腔輸送足夠高壓的空氣，重新打開受阻的呼吸道。其價位通常在數百美元左右＊，在美國得要由醫生處方使用。因此那些經濟狀況較差、沒有醫療資源或保險的人，可能會無法負擔這類機器。此外，儘管近年來設計上的改進已一定程度解決了方便性的問題，但仍有許多人覺得戴著面罩睡覺，或是處理與機器相連的空氣管相當麻煩。還有，由於病因不同，持續性正壓呼吸器不總是能防止疾病惡化。有些情況反而要改採其他治療方法才會有所幫助，例如某些成人可以透過姿勢調整和減肥來大幅改善呼吸道功能，在

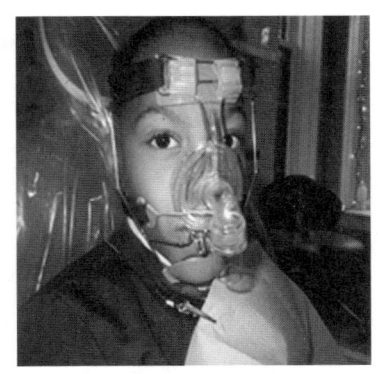

圖 38：使用持續性正壓呼吸器，可以協助緩解阻塞性睡眠呼吸中止中最嚴重的某些症狀。
「照片中的情景不該成為孩子必須承受的生活方式。」（照片由 Kevin Boyd 和 Steven Sheldon 提供）

＊ 譯注：台灣的持續性正壓呼吸器價格約落在四萬元左右。

第六章　呼吸失調與睡眠　　141

(a)正常睡眠　　　　(b)打鼾　　　　　　(c)睡眠呼吸中止症（OSA）

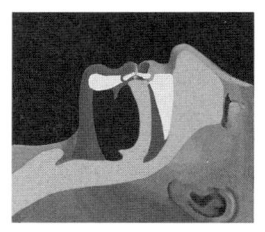

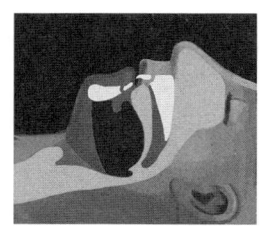

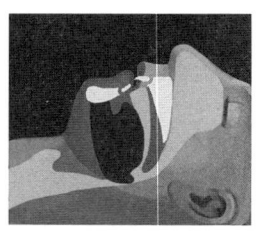

圖39：（a）控制舌頭和軟顎的肌肉在正常睡眠期間可保持呼吸道暢通。
（b）當這些肌肉放鬆時，如果下顎前傾且肌肉張力不佳，舌頭便會向後下垂，讓呼吸道變窄，進而導致打鼾。
（c）如果阻塞嚴重，並隨著年齡、酒精或肥胖而失去肌肉張力時，呼吸道便可能塌陷阻塞，進而阻礙呼吸。

某些情況下甚至也能改善認知功能。[74] 減肥之所以有效，原因在於肥胖與阻塞性睡眠呼吸中止症之間的關聯，來自於體重增加造成的頸圍增大。[75] 頸部周圍的大量脂肪沉積，會對咽部造成壓力，在某些情況下會使咽部被壓縮到造成危險的程度。

　　唯一真正有效應對睡眠呼吸中止症流行的方法，就是瞭解其嚴重性，並在人類出生後的前十年，透過必要的姿勢訓練及某些矯正措施，預防可能的錯誤發育。值得慶幸的是，目前已有一個名為「正顎成長」（orthotropics）的治療方式在推行中，也就是我們稱之為「前向矯正」（forwardontics）的計畫，這也是我們在接下來的章節要探討的主題。該項計畫的目的在促進臉部、下顎和呼吸道的生長發展，預防牙齒擁擠，確保口腔功能的最佳化，以此避免產生與睡眠相關的

BOX 2
追隨鬥牛犬的呼吸趨勢？

著名的美國生醫藥牙學會（American Academy of Physiological Medicine and Dentistry，AAPMD）創始成員，也是著名牙醫的吉爾布（Mike Gelb），曾把鬥牛犬的呼吸趨勢與人類睡眠呼吸中止症的呼吸趨勢進行比較。鬥牛犬因呼吸問題而聞名，並由於短吻犬（rachycephalic，亦稱扁鼻犬）症候群而受到關注。由於鬥牛犬臉部的向前生長受到限制，導致鼻孔狹窄，牙齒排列不齊，上排牙齒咬合在下排牙齒後方（交叉咬合），延長的軟顎阻塞了部分的呼吸道，而且舌頭也超出了下顎的容納範圍。與遇到類似問題的人類相同，這也會導致牠們罹患阻塞性睡眠呼吸中止症，而且跟人類一樣，肥胖也會讓問題變得更嚴重。

這種危險的呼吸模式，是長期「選擇性繁殖」篩選的極端特徵導致的結果，對鬥牛犬的健康產生了負面影響。也就是說，人類的文化選擇，對狗的基因遺傳造成了負面影響。人類本身的文化演變（例如工業化）也導致了發育上的改變，這些改變跟鬥牛犬基因引起的變化極為相似。由於這種基因改變的影響，鬥牛犬這個物種

可能會逐漸走向滅絕。

　　下面這組照片是來自喬治亞大學的吉祥物鬥牛犬，在 1956 年到 2011 年間所拍攝。第一隻在八歲時死亡，最後一隻在二歲時死亡。牠們的生命維持系統 —— 從自律神經系統到心血管系統 —— 都因為過於狹窄的呼吸道而受到損害。這種情況在人類中也越來越普遍了，就算人類這個物種不會因睡眠呼吸中止症或缺氧而面臨滅絕，但顯然已有幾百萬人的健康和福祉受到威脅。有些鬥牛犬愛好者已經瞭解到過去的錯誤，開始採取措施來改變該品種的演化方向。雖然我們無法對人類進行這樣的改造，但我們可以為孩子推廣咀嚼和保持良好口腔姿勢的習慣。

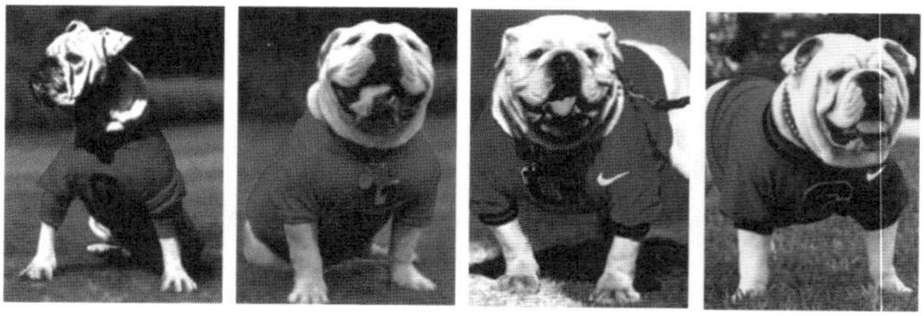

圖 40：從 1956 年至 2011 年間，喬治亞大學的吉祥物，不同隻鬥牛犬的一系列照片，展示了該品種的演變。
第一隻鬥牛犬在八歲時去世，最後一隻在兩歲時去世。這些鬥牛犬都有呼吸問題，且壽命較短，這或許是人類未來發展方向的警示。

呼吸障礙。

可惜的是，情況正如我們將在稍後進一步解釋的，前向矯正計畫通常需要較長的時間、患者的堅持不懈，以及專業且合格的醫師協助。這些資源可能難以獲得，而這也是為什麼我們特別要強調「預防」的重要。

第七章
我們能做什麼？

在前面幾章中討論的口腔顏面健康危機，如果讓你感到擔憂的話，你很可能會想問「我能做點什麼嗎？」；也就是說，該如何預防口腔顏面健康問題的發生？或者在問題已經出現的情況下，如何防止其惡化？在我們對這個問題的答案進行全盤思考的過程中，確實曾想過簡單地建議大家遵循19世紀卡特林的忠告：「閉上嘴巴，拯救生命」。[1] 用鼻子呼吸、讓嘴巴閉合、牙齒輕輕接觸、舌頭自然放在上顎，這些作法對於預防或至少改善我們在前幾章討論的問題來說，仍然是關鍵。然而這只是個開始，接下來，基於我們對相關文獻的解讀，以及卡恩和她的同事廣泛的臨床經驗，我們要給出一些建議。這些建議主要是針對孩子們，但有些對讀者本人也同樣適用。

母乳餵養和嬰兒主導式離乳法

正如我們在第五章所討論的，母乳餵養時間越長，越能

降低咬合不正的可能性。[2] 目前的建議是母乳餵養應至少持續約六個月。[3] 而同樣重要的是嬰兒該如何離乳。離乳不該是一件特定的單一行為——理想上，為確保適當的口腔顏面發展，離乳應該延續一段較長的時間。

請選擇能讓下顎多運動的固體食物進行離乳，並注意避免小孩噎到。盡量避免「嬰兒食品」這類流質食物，因為這些食物幾乎都既柔軟又甜膩；[4] 同時也應避免其他類型的柔軟加工食品。[5] 總而言之，在引入替代食物後，最好同時延長母乳哺餵的時間，讓孩子開始嘗試固體且不甜的食物，越早越好。

有個值得考慮的離乳方法，就是「嬰兒主導式離乳法」（baby-led weaning，BLW），[6] 亦即在開始離乳時，讓孩子自己進食。這個術語最早是由助產士暨健康顧問雷普利（Gill Rapley）提出。嬰兒主導式離乳是一種引入嬰兒輔食的替代方法，讓孩子自己用手進食，而非由成人用小湯匙餵食。其理念是讓孩子和父母一起分享家庭食物，並且在進食期間，母親也同時餵予嬰兒牛奶（母乳會更好），直到孩子自動離乳為止。

咀嚼

咀嚼也會影響臉部發育，因此當孩子開始進食固體食

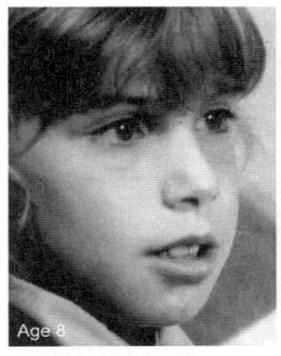

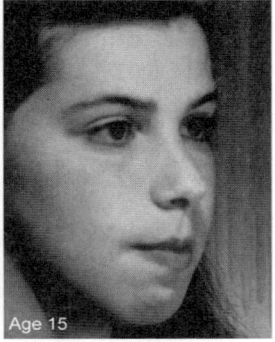

圖 41：具有相似基因的姊妹被要求閉上嘴巴；一個成功了（下二圖），另一個沒有成功（上二圖）。

兩人均未接受任何治療，請注意她們在青少年時期臉部發育和吸引力方面的明顯差異。（John Mew 提供）

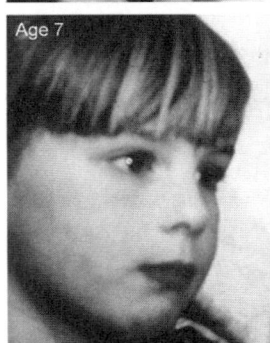

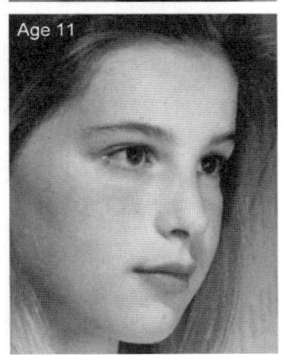

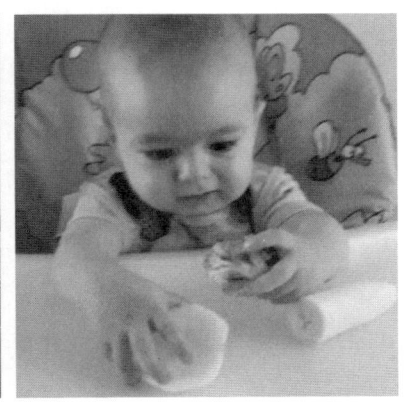

圖 42：盡早開始吃固體食物，可讓孩子的下顎提前發展。

圖 43：嬰兒有能力自己選擇適當的食物；換句話說，不要一直餵糊狀食物！

第七章　我們能做什麼？　149

物時，父母應該教導他們良好的嚼食習慣。當然，這意味著父母必須花時間坐下來與孩子一起吃飯。舉例來說，卡恩的兩個青少年孩子，會利用吃飯時間與父母和祖父母一起坐下來，回顧一天發生的事。不過就現代職業父母和小孩繁忙的課後活動而言，要維持這樣的家庭傳統非常困難。父母必須找到一種折衷方式，讓晚餐成為一種社交場合，並在其中促進良好的口腔姿勢。卡恩和其丈夫大衛鼓勵他們的孩子在餐桌上既要說話，也要吃飯；但是會提醒他們要放慢速度，而且不要同時做這兩件事。埃利希和安妮的孩子麗莎現在已經難以訓練了，因為她早就是當祖母的年紀了。

姿勢

如同我們在第五章和第六章中曾說到的，正確的口腔姿勢、甚至人的整體姿勢，對於健康的口腔顏面發育來說都是相當重要的。理想的口腔顏面休息姿勢包括三個要素：嘴唇閉合、舌頭放在上顎，牙齒輕微碰觸。我們可以教導孩子，在不進食或不說話時保持嘴巴閉合，而且從出生後不久就可以開始這麼做，例如嬰兒完成哺乳後，用手指輕輕閉合嬰兒的嘴唇幾秒鐘。就算沒有什麼幫助，也是無害的行為。我們希望未來進一步的研究可以顯示嘴唇閉合對孩子的發育助益。卡特林認為，這種做法已在那些未與歐洲人密切接觸的

美洲原住民身上得到印證，這讓他們擁有優良的口腔姿勢、健康和外貌。

正顎成長學的創始人約翰・繆對於姿勢相關的問題有非常深入的探討。在他寄給我們的一封名為《老式規則創造好看臉孔》（*Old Fashioned Rules Create Good-Looking Faces*）的信中，他寫道：[7]

> 令人驚訝的是，曾曾祖母的建議往往是對的，一些簡單的方法也可以非常有效。當孩子年幼時，臉部對口腔習慣非常敏感，簡單的行為如經常張開嘴巴，可能會帶來極大的區別。吃飯時保持嘴唇閉合，在過去曾被認為相當重要，但現在許多社會學家認為過於嚴格地控制孩子是錯誤的。
>
> 維多利亞時代的孩子被期望能保持安靜，直到該說話的時候，而且也被要求對年長者要有禮貌。現在，有些父母認為這樣的要求過於限制孩子，於是允許孩子每天玩好幾個小時的 iPad，玩的時候經常維持張開嘴巴，彎曲脖子，嘴唇分開的姿勢。這樣的習慣確實會對臉部發育造成很大的傷害。[8]

隨著孩子脫離幼兒期，就需要定期接受訓練，來引導他們走向健康的生活──也就是說，要非常注重孩子的姿勢。

第七章　我們能做什麼？　151

正如我們在第二章所說，缺乏足夠的咀嚼運動，會導致下顎無法發展出足以保持嘴巴閉合的肌力。然而，光有下顎肌肉尚不足以完成這項任務；孩子還必須養成良好的習慣和肌肉記憶。孩子可能無法時刻注意自己是否將嘴巴保持在正確的姿勢，因此必須建立他們的肌肉記憶，這樣即使孩子分心或入睡，顎部肌肉也能自動閉合。休息期間的狀態，就是所謂的「姿勢」介入之處。

有些專業人士認為，不細心維持全身的姿勢，也會影響我們的口腔姿勢，反之亦然。這點在直觀上似乎很有道理，但如果有更多研究佐證會更有用，因為目前幾乎沒有證據能

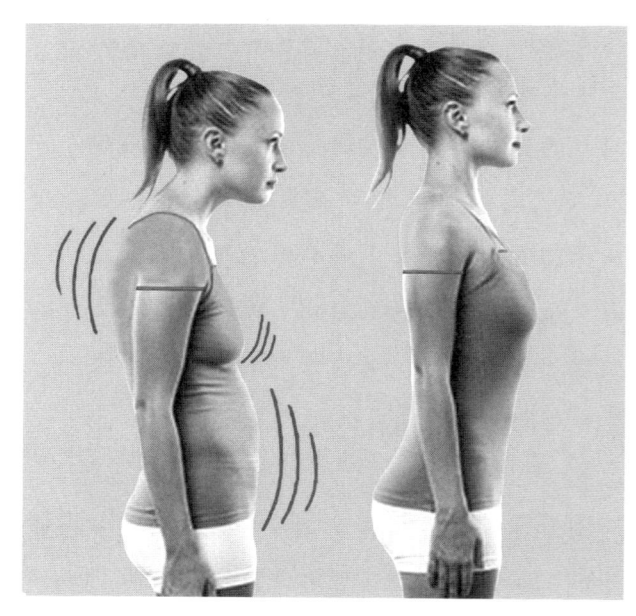

圖 44：整體姿勢和口腔姿勢之間的關聯。
頭部姿勢會影響生長過程中顎骨的壓力，亦即口腔姿勢會受到身體姿勢的影響。

把不良的全身姿勢與口腔健康危機關聯在一起。我們在此主要是依賴像高卡勒（Esther Gokhale）這類姿勢專家提供的經驗性證據，推測改善全身姿勢可能會對口腔姿勢有所幫助。就像許多長時間駝背使用電腦的人後來都會背痛一樣！

正如賈德・戴蒙在他極具開創性的著作《昨日世界：找回文明新命脈》（*The World until Yesterday*）中所說，[9] 孩子所處的環境將決定他的肌肉、姿勢或反應。在許多原住民社會中，兒童的身體姿勢之所以能適當地發展，與他們被撫養的方式有關。目前只有相當有限的研究在探討口腔姿勢與整體姿勢之間的關係，[10] 但頭部前傾的姿勢似乎與咬合不正有關。[11] 嬰兒在嬰兒背帶中的自然姿勢，應該也是許多前工業社會提倡的姿勢：臀部向後推，背部挺直，與照顧者看往同一個方向，進而開始建立正確的成人姿勢。原住民使用的背帶往往能讓臀部與脊柱保持一致，促進良好的整體姿勢，進而促進了良好

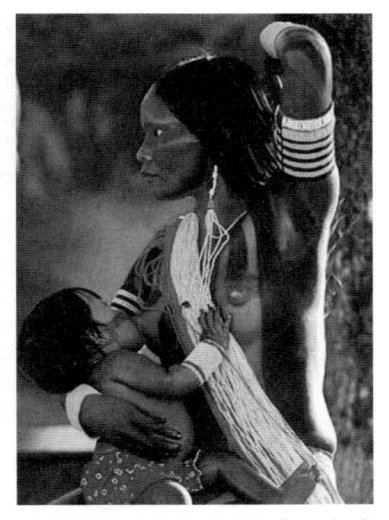

圖 45：傳統部落中的婦女正在哺乳嬰兒。
請注意她挺直的背，既緊繃又放鬆。她以自然的角度哺乳，不僅促進寶寶臀部和背部的正常發育，也能加強母子之間的連結。

第七章 我們能做什麼？ 153

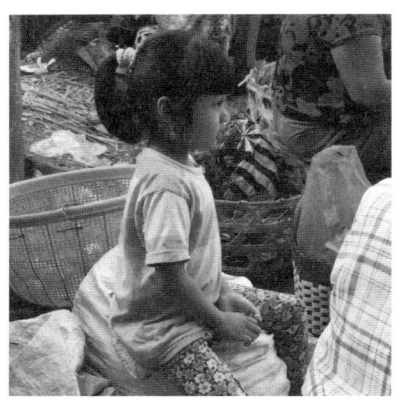

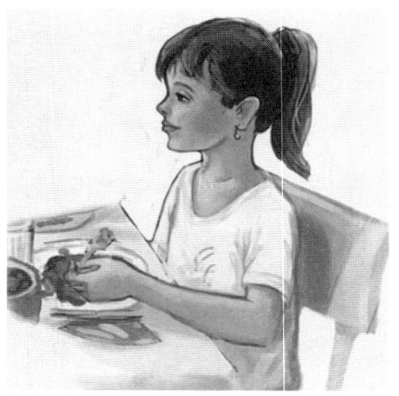

圖46：右圖為一位現代女孩，她模仿了傳統女孩健康美麗的姿勢：背部挺直、嘴唇緊閉、肩膀放鬆。

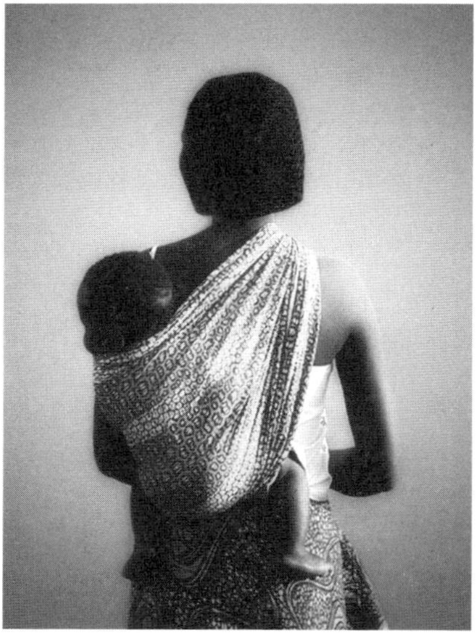

圖47：嬰兒的自然姿勢應該是許多前工業化社會育嬰時的姿勢：臀部向後，背部挺直且垂直，與照顧者看著同一方向，朝向正確的成人姿勢發展。

的口腔姿勢。不過我們並不是在教你一定要把背巾綁脖子上，再把孩子放進背巾裡。也有更先進的選項，包括符合人體工學的嬰兒推車、汽車座椅和嬰兒背帶也已經可以在市面上買到，都可以作為相當優良的替代品。

在人類的演化過程中，嬰兒總是被攜帶著成長，並與母親保持親

密的接觸和互動。[12] 舉例來說，看到母親的面容，對於語言發展相當重要；但在嬰兒還很小的時候，把臉朝向母親的背部，很可能會妨礙大腦的發育。[13] 雖然面對母親能為嬰兒提供重要的互動機會，[14] 但這樣的姿勢會讓嬰兒看到與母親完全不同的視角。因此，隨著嬰兒的成長，應該將他的姿勢從在胸前托抱，轉移到在背部背著的姿勢，這樣既能幫助母親應對嬰兒日益增重的身體，也能讓嬰兒開始以母親的視角看世界，更有助於讓小孩發育出良好的整體姿勢（以及口腔姿勢）。

重點是如果我們不幫忙孩子加強口腔肌力並學會正確的姿勢，他們的下顎很可能無法進行良好的發育。我們認為人類在遠古時期得以保持嘴巴閉合，而且所有牙齒保持整齊接觸的狀態，很可能是因為較晚離乳、食用硬質食物和較少鼻塞等因素自然形成的。然而到了現代，這已經變成一種需要教導的技能，直到它成為肌肉記憶的一部分。所以你現在當然應該繼續為孩子提供硬質、最少加工的食物，並鼓勵他們充分咀嚼。於此同時，也要讓小孩培養有助於口腔顏面健康的良好餐桌禮儀，尤其是在咀嚼時保持嘴巴的閉合；還要教導你的孩子細嚼慢嚥，放慢進食節奏，並養成吃飯時嘴唇閉合、適時停頓的習慣；此外，也還要鼓勵他們清楚、慢慢地說話。正如我們所見，這些要求都是姿勢訓練的一部分。

BOX 3
休息和休閒的文化變遷

不斷工作是一種文化條件,並非我們祖先的自然狀態。我們在狩獵採集時期的祖先通常會有相當多的閒暇時間。因為他們的主要任務是為自己和家人提供食物和庇護所,所以他們只會工作到足以維持生計為止。[*] 人們常認為原住民一整天的時間都在狩獵和採集食物,但事實恰好相反。[†] 人類學家李(Richard Lee)寫到昆族人時是這麼說的:

一位女性一天收集的食物,足以養活她的家庭三天,所以剩下的時間她會在營地休息、刺繡、拜訪其他營地,或是接待來自其他營地的訪客。每天在家時,跟下廚相關的例行工作如烹飪、研磨堅果／香草、收集柴火和取水,大約佔去她二至三小時的時間。這種穩定的工作和休閒節奏會全年持續下去。獵人的工作頻率通常比女性更高,但他們的工作時間並不固定。獵人常常會花一週

---

[*] M. Sahlins. 1972. *Stone age economics.* Aldine.
[†] Gowdy. 1997. *Limited wants, unlimited means: A reader on hunter-gatherer economics and the environment.* Island Press.

的時間辛勤狩獵,然後就會停下來,二到三週什麼事都不做。由於狩獵是一項不確定的工作,並且會受到氣候的影響,所以有時獵人可能會被迫停工長達三週。在這段空閒時間裡,他會拜訪他人、招待訪客,尤其是跳舞,這成了男性的主要活動。‡

當然,現代的大多數人應該都無法過著像昆族人那樣的生活,或過上任何其他傳統生活。但只要多關注口腔顏面健康,我們就可以獲得更多必要的「無中斷睡眠」,這點在工業化社會中相當稀有。

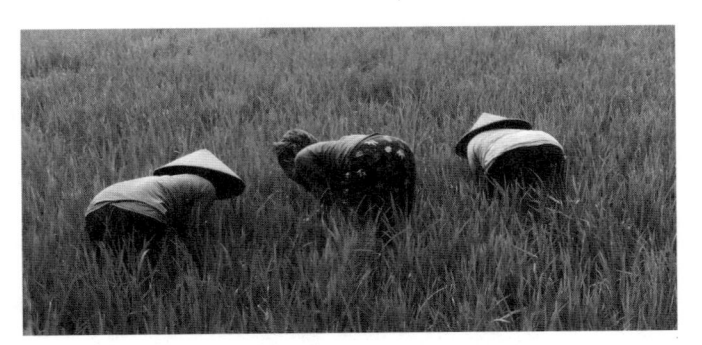

圖 48:彎腰看手機並非問題所在,問題在於我們看手機時的姿勢。
圖中這些婦女每天彎腰好幾個小時,但她們的背脊是挺直的。巧合的是,她們也都擁有發育良好的下顎和整齊的牙齒。

---

‡ R, B, Lee. 1969. '!Kung bushmen subsistence: An input-output analysis'. *Contributions ronntizropology: Ecoiogicoi essays.* Natural Museums of Canada Bulletin. 230: 73–94.

相較之下，現在的工業化社會強迫大多數人更加努力工作，而且工時更長。我們並不會在日落時就上床睡覺；我們會開著燈，以便繼續工作（當然並不一定都在工作）。最近一項研究的結論是：有三分之一的美國人睡眠不足，亦即不足六至八小時。* 這對身體的影響通常顯而易見，如果加上阻塞性睡眠呼吸中止症的話，影響還更重大。不過在現代社會中，睡眠不足已變得相當普遍，我們也習以為常。在前工業社會中，有眼袋或白天打瞌睡的人可能會被認為是異常狀態，然而今日並非如此。

　　人工照明讓我們工作到更晚，這對我們的身心健康所帶來的後果，是否可能讓我們的生活變得更糟？石器時代的人呼吸清新的空氣，喝乾淨的水，經常運動，但平均壽命只有四十歲，他們的生活真的比我們更好嗎？人類演化的時間不夠長，無法在基因層面適應我們所處的劇烈環境變化。因為目前大多數環境問題影響到的群體，似乎都是超過生育年齡的人，尤其是女性；我們的基因是否有可能適應這樣的變化？至於像下顎發育不良和睡眠呼吸中止症等問題，是否會被人工照明†和生活在密閉、防風住所中的優勢所抵消呢？關於這點目前尚未

---

* Morgan Manella. 2017. 'Study: A third of U.S. adults don't get enough sleep'. CNN. Available at http://cnn.it/1QUV07R.

† K. J. Navara and R. J. Nelson. 2007. 'The dark side of light at night: Physiological, epidemiological, and ecolcgical consequences'. *Journal of Pineal Research* 43: 215–224.

完全明瞭。我們唯一確定的是，只要採取一些相對簡單的步驟，就有可能減少工業化環境中的某些負面影響。

肥胖通常被認為是缺乏運動的「後果」，但它也可能是「原因」——也就是一種情況促成另一種情況，形成所謂的「惡性循環」。肥胖可能是由不良飲食和缺乏運動所造成，但它的影響也可能顯現在姿勢上，讓孩子或成人缺乏足夠的能量而昏昏欲睡，無法在白天保持活躍。例如肥胖造成口腔姿勢的不良，可能導致了睡眠呼吸中止症，進而影響到夜間的休息。

撇開肥胖不談，許多孩子之所以相對缺乏活力，部分原因是他們沒有足夠的能量來維持長時間的身體活動。為何沒有足夠的能量？許多情況可能是因為他們沒有得到夠多、夠好的睡眠。就健康和發育而言，許多孩子都需要比現在更多更好的睡眠。

不光為了我們的幸福，也為了我們養育的孩子，我們必須重新思考工業化社會中，活動與休息的平

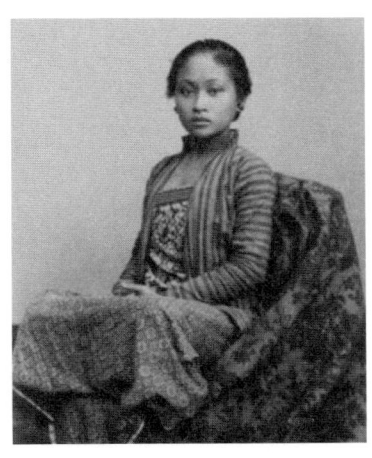

圖49：在過去的年代，正常人坐姿端正，口腔姿勢良好。他們會**緊閉嘴巴，牙齒也很整齊。**

第七章　我們能做什麼？

> 衡。我們已經改掉了經過幾萬年演化驗證得來的做法，而且只是因為這樣做比較容易，並不是因為這樣做更好。或許這是第一次，這個社會得被迫逆轉行動，回到過去的生活方式。因為當我們沒有適當的環境時，我們的孩子將受到負面影響——他們不正確和／或不充足的睡眠，可能會帶來缺陷、疾病和絕望。*

睡眠

父母應該留意孩子的睡眠情形。如果他們早上經常出現疲倦的現象，很可能是發生了兩種情況：一是就寢時間太晚，二是睡眠呼吸障礙的早期症狀出現了。即使你並未看到任何夜間的擾動（例如打鼾、**翻來覆去**等現象），但當孩子持續出現疲倦時，就該懷疑他們是否沒有得到充足且良好的休息和睡眠。

請牢記不良的口腔顏面發育造成的呼吸道扭曲，很可能就是充分休息的最大敵人。

---

* J. S. Durmer and D. F. Dinges. 2005. 'Neurocognitive consequences of sleep deprivation'. *Seminars in Neurology:* 117–129; J. M. Mullington, M. Haack, M. Toth, J. M. Serrador, and H. K. Meier-Ewert. 2009. 'Cardiovascular, inflammatory, and metabolic consequences of sleep deprivation'. *Progress in* Cardiovascular Diseases 51: 294–302.

呼吸和過敏

除了偶爾的感冒外，幼兒出現鼻塞絕非兒戲。從一開始，我們就必須注意過敏和呼吸方面的問題。口腔姿勢的第一個問題可能會在孩子出生幾小時內出現，小嬰兒很容易鼻塞，因此要多注意他們休息的環境，保護孩子避免常見的過敏原和室內積聚的灰塵顆粒的影響。

想像一下，你在一個陽光明媚的日子，走到家裡的二樓。此時正好有一道陽光穿過房間，你會看到什麼呢？數十億個微小顆粒漂浮著！我們的鼻子被設計來過濾這些微粒，充當「洗滌塔」*在微粒進入肺部之前先將它們攔下。[15]如果鼻子塞住、必須用口呼吸的話，就會有更多微粒進入肺部。透過研究，科學家發現吸入這些微粒對健康有害，但還要經過很多努力才能確定哪些微粒會引起哪些影響。這並不令人驚訝：即使進行了大量的科學研究，要找出某件事情的原因也往往近乎不可能。正如空氣汙染專家史密斯（Kirk Smith）教授所說：「在經過幾百億美元、幾萬項研究，歷經大約七十年的集中鑽研後，科學家仍然不知道到底是菸草的煙霧中的什麼成分造成了我們在人體上觀察到的健康效

---

* 譯注：一種廢棄處理設施，用於處理廢氣中的溶水性汙染物，亦可去除廢氣中的粗塵埃微粒汙染物。

應。」[16] 因此，減少微粒吸入並維持鼻子的正常運作，應該是關心口腔顏面健康問題及其後果的首要任務。[17]

令人遺憾的是，室內的空氣汙染物種類繁多，[18] 且濃度通常比室外汙染物更高。其中一個典型範例就是甲醛，這種毒素可能來自家具或建築材料；在對其他過敏原過敏的孩子身上，甲醛也會加重他們的上呼吸道症狀。[19] 另一個簡單的原則，是避免在有幼兒居住的地方使用不必要的氣體噴霧和揮發性產品。控制家中的蟑螂和黴菌滋生也很重要，最好經常幫貓、狗及其他家庭寵物洗澡。增加通風也會有幫助，尤其是在孩子出生後的最初幾年，可以考慮在家裡使用空氣清淨設備（雖然這些設備的效果仍有爭議）。[20]

另一個容易引起幼兒鼻塞的地方是托兒所。感冒很可能會透過照顧者傳播，因為他們會幫孩子擦鼻涕或擤鼻水，不注意衛生的話，就可能被傳染。已經有研究證明簡單的洗手訓練可以明顯減少兩歲以下孩子的感冒次數，[21] 而這也是影響孩子下顎發育的重要時刻。

這類建議可能會引起許多父母的抱怨：孩子就是因為過敏鼻塞，才無法用鼻子呼吸。但請考慮另一種可能性：用口呼吸比用鼻呼吸吸入了更多的汙染微粒到肺部，這可能才是真正的問題根源。舉例來說，睡眠呼吸中止症專家吉耶米諾發現，扁桃體和腺樣體的腫大可能是用口呼吸的結果，而非原因。[22] 呼吸系統的過敏反應可能也遵循類似的模式：並不

是鼻塞導致孩子用口呼吸，而是用口呼吸吸入了過敏原，進而導致鼻塞；而鼻塞又引發孩子更常用口呼吸，形成惡性循環。讓情況更加複雜的是不同個體對過敏原的敏感度差異很大，而且過敏原的濃度也會隨時間變化（例如花粉季）。

除了致力減少接觸過敏原、尋求醫療協助控制過敏外，我們也建議大家考慮一些有助於改善呼吸的替代療法，例如菩提格呼吸法（Buteyko Breathing Technique），這種方法對較大的孩子和成年人都有幫助。

菩提格呼吸法

「完美之人呼吸如若無聲。」*

——老子，中國哲學家，西元前 6 世紀

菩提格呼吸法的目的在於幫助兒童或成人訓練自己用鼻呼吸，以此提高呼吸效率。[23] 我們雖然不是菩提格療法的專業治療師，但在卡恩的臨床經驗中，許多患者都發現這種方法對於減少用口呼吸相當有效；其他臨床醫師也報告了類似的成果。[24]

---

* 譯注：原文「The perfect man breathes as if he didn't.」，老子或道德經裡並無接近的說法，應為英文翻譯自行延伸意義，例如來自「古之善為士者，微妙玄通」、「虛懷若谷」之類的解釋。

第七章　我們能做什麼？

菩提格呼吸法是由烏克蘭醫師菩提格（Konstantin Buteyko，1923-2003）於 1950 年前後創立。儘管該方法在治療氣喘方面的功效依舊充滿爭議，但我們發現它確實有助於將習慣性的用口呼吸，過渡到專注地用鼻呼吸。菩提格呼吸法基於標準醫學原理，是跟把氧氣輸送至細胞的方式有關的呼吸法。

根據菩提格的理論，正常呼吸應具備以下特點：

- 不應被看到
- 不應被聽到
- 嘴巴應保持閉合（雙唇輕輕接觸）
- 如果呼吸可以被看到、聽到或透過張嘴進行，就是過度呼吸

菩提格的練習目的，在於幫助個人有意識地減少呼吸的頻率和呼吸量。這種方法可以被視為一種「呼吸再訓練」：目標是透過重複練習，讓新的呼吸模式得以內化，成為「隱性學習」的一部分，並成為人的「第二天性」，就像學會騎自行車一樣。

保持鼻腔通暢並鼓勵在日間用鼻呼吸，有助於改善夜間睡眠。菩提格呼吸法的另一個要點是限制自己在運動時，只用鼻子呼吸；該方法的額外好處是它有助於提升運動表現，

你也可以藉此激勵孩子避免用口呼吸。優化氧氣消耗是良好運動表現的關鍵，而菩提格呼吸法的目標正是透過克服「過度換氣」症候群來達成目的。過度換氣會降低血液中的二氧化碳濃度，進而影響血液將氧氣輸送至身體組織的能力。[25]而鼻子透過加濕吸入的空氣避免肺部脫水的功能，[26]則可幫助人類在各種氣候下蓬勃發展。[27]

許多故事都談到了用鼻呼吸對長跑運動員的重要性。舉例來說，有人認為美洲原住民塔拉烏馬拉人（Tarahumara）是世界上最偉大的馬拉松選手，他們腳上穿著簡單的自製鞋，有時甚至赤腳，每天在墨西哥北部的銅峽谷（Copper Canyon）中奔跑長達九十七公里。他們幾乎完全以鼻呼吸，並且保持著放鬆而平和的面容。此外，阿帕契族（Apache）的「靈魂跑者」（spirit runners）自童年起便接受訓練；他們會在嘴裡含著滿滿一口水，然後在沙漠奔跑。他們學會透過鼻子深沉且有節奏地呼吸，避免因大口喘氣，導致喉嚨在乾燥的沙漠空氣中變得乾澀。這也讓人聯想到卡特林所描述的美洲原住民生活方式！

卡恩認為菩提格呼吸法中的三種作法，在促進用鼻呼吸方面特別有效：睡覺時用膠帶封住嘴巴、計算步數，以及清除鼻塞。

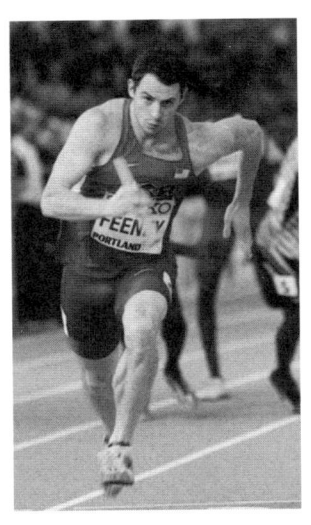

圖50：短跑運動員菲尼（Patrick Feeney）和吉斯汀（Chris Giesting）利用「高效鼻呼吸技術」（High-performance nosebreathing technology），在為期二天的國際田徑總會世界室內錦標賽4 x 400公尺接力賽中，帶領他們的四人小組代表美國隊奪得金牌，幾乎打破世界紀錄。

當被問及高效鼻呼吸技術時，菲尼表示：「在採用高效鼻呼吸技術的氧氣優勢訓練計畫幾週後，我的睡眠比以前更好，感覺更加平靜放鬆。它幫我專注於眼前的比賽，相信自己的訓練，並讓我的心態保持正確。我跑出了自己的最佳成績。」

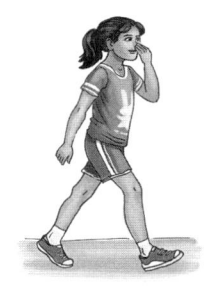

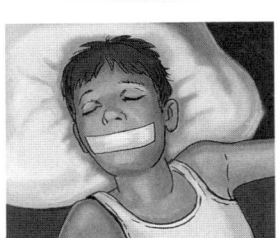

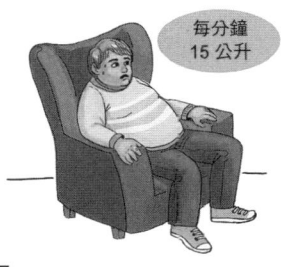

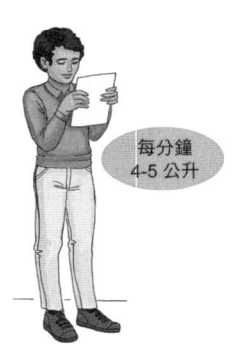

每分鐘15公升

每分鐘4-5公升

圖51：在菩提格呼吸法中，孩子會練習在進行體力活動時控制呼吸。

他們還會在睡覺時貼上膠帶，使大腦習慣完全用鼻子呼吸。健康的人呼吸效率更高，每分鐘吸入的空氣量更少。

膠帶法

對於沒有其他嚴重問題（例如鼻中膈彎曲或嚴重過敏）的患者，如果原先習慣用口呼吸的話，菩提格呼吸療法的治療師會建議他們在睡前，把一小片低敏膠帶或微孔膠帶（Micropore）貼在嘴唇上。這種做法並無妨害，因為膠帶很容易就能撕下或破壞，但膠帶可以作為提醒，在患者出現用口呼吸的衝動時，幫助患者改變習慣。

這種做法對某些父母和孩子來說，可能會感到不可思議。但我們認為對於年長的孩子或成年人來說，這種做法既安全又能帶來好處。當然，絕不能對嬰兒或幼童的嘴唇使用膠帶！

卡恩發現菩提格呼吸法對她的家人非常有用。包括八十九歲的父親、她的丈夫和她的青少年兒子，都熱情地實踐了這個方法。他們也一致表示睡眠品質得到改善，早晨醒來時感到更加清新有精神，而且沒有喉嚨乾燥的情況。卡恩的父親患有慢性阻塞性肺病（包括以前所稱的肺氣腫和慢性支氣管炎），在開始實踐菩提格呼吸法後，他覺得生活品質大幅提升，因為這個方法似乎能減輕遇到吸氧困難時，伴隨出現的焦慮和過度呼吸現象。

計步練習

計步練習是一種運動,練習者必須捏住鼻子,在不用鼻子或用口呼吸的情況下走路,同時由其他人記錄練習者行走的步數。這種練習通常會在經過認證的菩提格療法治療師的指導下進行。隨著練習者逐漸熟練並提高體能後,行走的步數便會增加。目前已有手機應用程式協助計算步數,你可以在家中輕鬆練習。

清除鼻塞

根據菩提格專家麥基恩(McKeown)的建議,以下是緩解鼻塞的方法,[28] 當你有鼻塞時可以嘗試這些方法:

- 坐下來
- 用鼻子吸進一小口氣
- 這次吸氣應該沒有聲音
- 接著用鼻子把氣呼出來
- 用手指捏住鼻子,阻止空氣進入或排出
- 輕輕地上下點頭
- 持續這個動作,越久越好
- 當你必須吸氣時,只用鼻子呼吸,盡量避免空氣

從嘴巴進入

- 盡快平復你的呼吸
- 大約等三十秒,然後再次進行。通常在完成第三次後,鼻塞就會解除。如果鼻塞問題未解決,請繼續練習,直到鼻子通暢為止
- 若鼻子再次堵塞,請重複此練習

良好口腔姿勢練習(GOPex)

卡恩在她的診所中會使用一套「良好口腔姿勢練習計畫」(Good Oral Posture Exercises,簡稱 GOPex),這是由解決口腔─臉部問題的先驅賽王醫師(Simon Wong)開發的一組簡單練習。這項計畫讓孩子和成年人透過「靜中做」的方式學習,因為功能和姿勢二者是相互關聯的。GOPex 屬於一種「肌肉姿勢療法」(myopostural,「myo」代表肌肉)。肌肉姿勢療法與前言中曾提到的口肌功能療法不同,後者專注於功能──亦即動作。然而在口腔─臉部的生長和發展中,動作扮演的是次要角色。[29] GOPex 的設計目的,在於培養正確的口腔姿勢,並實現臉部、喉嚨和牙齒的平衡生長。

這些練習有一部分基於傳統餐桌禮儀:坐姿端正、嘴巴閉起、不要張嘴咀嚼、不要食物嚼到一半就吞下去等等──事實證明,這些建議對於口腔─臉部健康非常有益。這套練

習計畫也建議我們在進食或說話時放慢速度；強調「停頓」，是學習正確休息姿勢的核心。藉由在咀嚼或說話的活動間隔，採取理想的休息姿勢，大腦便會透過「重複」學習到預

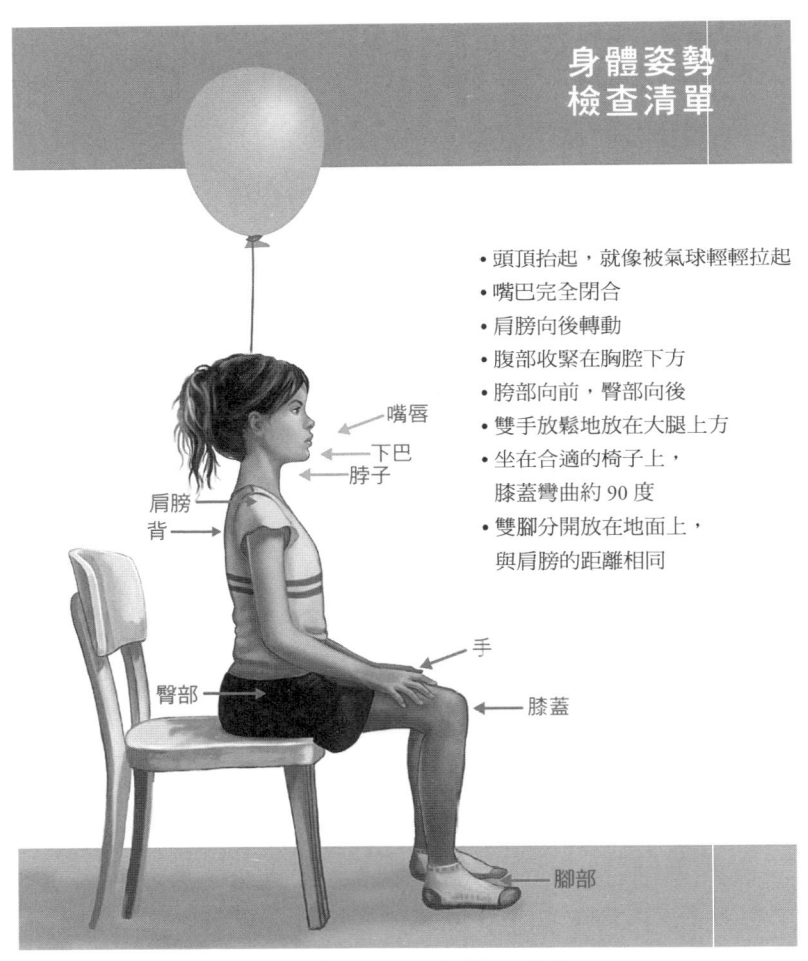

身體姿勢檢查清單

- 頭頂抬起，就像被氣球輕輕拉起
- 嘴巴完全閉合
- 肩膀向後轉動
- 腹部收緊在胸腔下方
- 胯部向前，臀部向後
- 雙手放鬆地放在大腿上方
- 坐在合適的椅子上，膝蓋彎曲約 90 度
- 雙腳分開放在地面上，與肩膀的距離相同

圖 52：在 GOPex 中，身體姿勢和口腔姿勢相互依賴。

設的位置，讓我們在一天的大部分時間裡都能下意識地維持正確的休息姿勢。應該鼓勵哪些孩子進行 GOPex 練習呢？卡恩認為答案顯而易見，就是那些出現發育問題跡象的孩子。然而她補充，這些跡象很容易被缺乏專業知識的家長忽略，因此她建議家長仔細關注我們所描述的這些症狀特徵。

GOPex 練習可以訓練有問題跡象的小孩：

- 認真咀嚼
- 吞嚥時牙齒緊閉
- 不使用嘴巴時保持閉合
- 用鼻子呼吸

以下是有關 GOPex 練習的基本說明，其設計目標是為了協助小孩找到正確的口腔姿勢並保持下去。[30]

第一項，鍛鍊下顎肌力的練習：

認真咀嚼： 每天至少選擇一餐，利用二至三分鐘完全專注於咀嚼。每次進食時，務必將食物咀嚼至「液化」。這樣做不僅有助於消化，更重要的是咀嚼所需的運動量有助於建立足夠的肌力，進而維持嘴巴良好的閉合姿勢。

如果是軟質食物，每口至少嘗試咀嚼十五次再吞嚥，較硬的食物則嘗試咀嚼二十次以上。隨著肌肉變得更強壯，你可能逐漸不再需要那麼多次的咀嚼來讓食物液化。

記得要保持閉著嘴巴咀嚼，並在吞嚥開始時確保上下牙齒接觸。吞嚥前，刻意停頓至少二秒鐘，並專注於這個停頓。

第二項，訓練只用鼻子呼吸的兩個練習：

數數練習：慢慢大聲數數，從 1 數到 60（年紀較小的孩子只數到 30 或更少即可）。每數一個數字時停頓一次，讓牙齒輕輕接觸、嘴唇閉合一次。每數到第五個數字時，停下來用鼻子呼吸。每天早晚至少做一次練習，所有吸氣都用鼻子完成，而且只在每五個數字數完時吸氣。可以用鼻子吐氣，也可以隨著數數時，自然地透過嘴巴吐氣。

大聲朗讀練習：按照正確的標點來說話，也是用鼻子呼吸的絕佳練習法。讓孩子每天花五至二十分鐘大聲朗讀，在句中的每個逗號和句號處停頓，閉上嘴巴，只用鼻子「吸氣」。

第三項，為了讓良好的口腔姿勢成為自然狀態，把上面的練習融入日常生活，建議如下：

- 為了進一步發展正確呼吸姿態並增強耐力，請在練習時集中注意，用鼻子呼吸。當你說話時，請定期停頓，就像在兩段話之間加入「逗點」，並且只用鼻子吸氣。每天花點時間進行對話練習（可以跟其他家庭成員一起），目標是盡可能在不說話時，保持嘴巴閉合，並盡可能用鼻子呼吸。
- 從走路開始，維持輕輕地、但完全閉合的嘴巴。請每次嘗試保持這個狀態久一點，直到你能在舒適狀態下維持到五分鐘，再練習延長時間。最後，如果你的日常運動包括跑步或慢跑的話，可以嘗試在運動中保持這種狀態。隨著時間增加，你的身體將在氧氣交換上變得更有效率，[31] 耐力也會提升。
- 在鏡子前站直，張開嘴巴，露齒微笑。在放鬆狀態下，檢查自己的嘴角是否均勻上揚。每天練習三十秒，或練習到你對自己的微笑感到滿意為止。這種練習可以改善臉部肌肉張力，也可以使成人受益，因為改善肌肉張力可以減少打鼾，甚至減輕阻塞性睡眠呼吸中止症的問題。

GOPex 練習看起來可能像是一系列無關緊要的動作，似乎不太可能帶來任何明顯的效果。然而這些練習的目的，就是幫助孩子或成人保持特定的靜態姿勢；能讓你在口腔—臉部系統中，保持輕微的張力，促進適當發育，藉以建立良好的口腔姿勢。目前尚無科學研究針對 GOPex 計畫的效果進行驗證，然而來自卡恩、約翰・繆、王以及其他同事的臨床經驗，讓我們認為這至少「值得一試」。

　　除了讓小孩進行 GOPex 訓練之外，還有什麼方式可以促進下顎的正確發育呢？有件一定能徹底鍛鍊下顎肌肉，但尚未充分研究其可能性的方法，就是鼓勵小孩嚼「口香糖」。

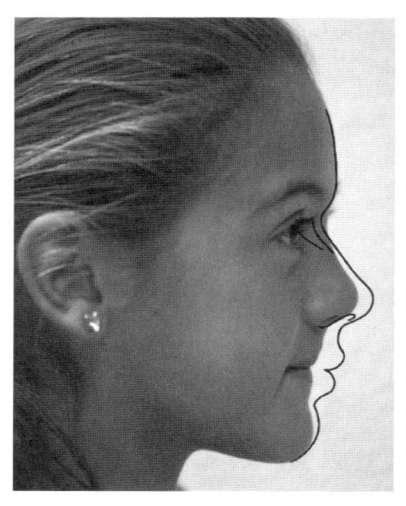

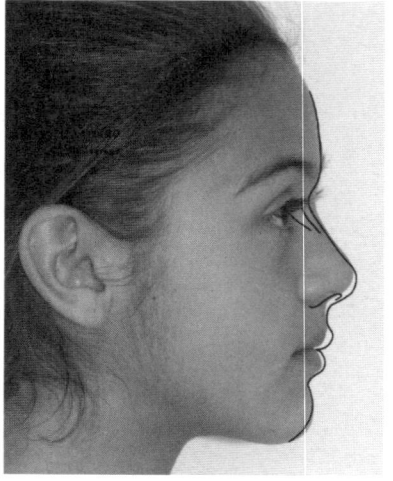

圖 53：這位十一歲女孩於 2014 年 9 月開始進行 GOPex 練習。
六個月後，她的臉明顯不再內凹，經過練習之後嘴唇放鬆，看起來整個臉部都因為唇部肌肉壓力變小而往前生長了。（María José Muñoz 提供）

雖然許多人認為嚼口香糖是一種相當令人厭惡的習慣，而且在某些地方，於公共場合嚼口香糖是被禁止，甚至違法的行為。然而，如果能正確地用閉合的嘴唇咀嚼，口香糖確實可以幫助孩子充分鍛鍊下顎肌肉。為了達到這個目的，口香糖製造商會需要生產比現今許多品牌的口香糖更難咀嚼的產品，而且不能有糖分、甜味劑或可能導致蛀牙或其他問題的材料。在希臘的奇奧斯（Chios）小島上，有一種名為「Mastic」（乳香）的口香糖，來自當地一種植物「Mastiha」所提煉的天然樹脂，咀嚼起來相當費力，但經過改良後，正好可以符合牙醫的需求。由此開發出的優質治療性口香糖，現在也列入了卡恩的訓練計畫中。咀嚼口香糖已被證明能夠改善口腔環境，這也是它為人所知的功效。咀嚼口香糖除了可以清除牙菌斑，還能增加唾液分泌，而唾液本身就具有保護牙齒和抗菌的作用。此外，咀嚼口香糖還跟提升大腦的認知表現有所關聯。

試想以下觀點：「研究顯示，專業網球選手持拍的手臂有更高的骨質密度和礦化程度（mineralization）。」也就是說，如果每天都能鍛鍊下顎肌肉，就可以發展出更強壯、更有力量的下顎。無論年齡高低或者是否有口腔問題，如果能正確咀嚼口香糖，就能對自己的口腔發育有所幫助。以下是適當的咀嚼守則：

- 每天至少咀嚼三十分鐘
- 兩側輪流咀嚼；對於年幼的孩子來說，大人必須監督他們輪流每側咀嚼五次。如果孩子偏好某一側咀嚼，請諮詢牙醫是否有蛀牙之類的問題
- 閉著嘴巴咀嚼，只用鼻子呼吸
- 咀嚼其他食物時，請做長時間的停頓，並且注意在吞嚥時牙齒保持接觸的時間長短。吞嚥時，舌頭必須用力頂住上顎。由於這是針對肌肉記憶的練習，因此在進食時應重複此模式
- 請記住，這是一項重要的練習，而不只是培養習慣、嗜好或是一種遊戲！

年紀較大的孩子和成年人可以怎麼做？

雖然本書的主要關注焦點主要集中在兒童身上，但我們不該認為年紀大一點的孩子或成人就什麼也做不了。對於過了青春期的人來說，尋求治療的主因通常是為了緩解睡眠呼吸障礙。青春期後治療這些問題相當麻煩，甚至不太可能進行。但由於許多人都受到這種困擾的影響，人們對此議題也逐漸萌生關注；即使無法完全根治，也能協助緩解症狀。現在讓我們以肥胖和姿勢問題為藍本，回顧一些年紀較大的小孩和成人可以選擇的治療裝置和齒顎矯正選項，以及一些口

腔休息姿勢的觀念，以緩解他們的症狀。

1. 夜間呼吸輔助工具

除了第六章提到的持續性正壓呼吸器之外，還有各種宣稱有助於減少打鼾和睡眠呼吸障礙症狀的裝置，包括：一種背部縫有網球的背心，可用來防止正躺睡覺；＊覆蓋鼻部的條帶和鼻腔擴張器，可用來保持鼻孔敞開；以及一些其他的口腔裝置等。

某些研究也探討了成人使用 Homeoblock、DNA 口腔擴張器、OASYS 和 Biobloc† 等裝置的效果；以下是研究報告中指出的效果：[32]

- 顴骨更為突出
- 微笑起來更迷人
- 減少各種表情紋和皺紋
- 讓牙齒更整齊
- 臉部對稱度變得更好
- 緩解某些臉部疼痛症狀

＊　譯注：讓人保持側睡，以減少鼾聲。
†　譯注：此處提到的均為外型類似牙齒矯正器的成人腭部擴張器；「DNA 口腔擴張器」由於品牌名稱和遺傳學中的「DNA」重名，特此區分。

第七章　我們能做什麼？　177

- 緩解某些輕度睡眠和呼吸障礙的症狀
- 臉部線條改善（看起來更有吸引力！）

我們說過，只要學會在休息時讓牙齒輕微接觸，就能對健康和臉部美感帶來驚人的改善。卡恩和許多她治療過的成人都可以證實這點，他們專心並自學養成了這種理想的口腔休息姿勢。請記住，這個過程並不容易——為了讓舌頭有足夠的空間，可能要花很多時間使用某些裝置來擴展上顎，因為這些病患的舌頭在一生當中一直沒有碰觸上顎。不過根據卡恩的說法，這種犧牲相當值得，正如一位病人告訴她的：「瞭解之後，我願意做任何事情來幫助他人保持閉口且牙齒輕微接觸的口腔休息姿勢。由於我的臉部肌力改善了許多，甚至有人問我是不是去做了整形拉皮。」

2. 以呼吸道為中心的齒顎矯正治療

某些齒顎矯正項目的目的在於擴展和放大牙弓，以便為舌頭提供更多空間。根據成人睡眠障礙的嚴重程度，這些治療可以非常成功。某些患者的症狀明顯減少，不僅改善了睡眠品質，還減少了頭痛和其他的臉部疼痛。這類矯正的處理方式經常涉及「逆轉」過去齒顎矯正治療造成的「後縮效應」（retrusive，即牙齒被往後推）。

舉例來說，一位三十歲的女性，受到頭痛和極差睡眠品質的困擾。她在青少年早期曾進行齒顎矯正治療，拔除了「小臼齒」（bicuspids，即犬齒後方、臼齒前方的牙齒）。這種拔除健康恆齒並配戴牙齒矯正器的做法，確實能使牙齒排列得非常整齊，卻會讓下顎、臉部和喉部產生後縮效應。現在，我們已經知道，這種齒顎矯正的處理方式有時會導致呼吸道問題和／或顳顎關節疼痛。顳顎關節（TMJ，Temporomandibular Joint）是連接下顎和顱骨的關節，是讓下顎和上顎在咀嚼時能夠協同運動的「鉸鏈」。由於這位女性患者在工業化社會的環境中成長，她的下顎很可能在拔牙之前就已經後縮。在她藉由這類成人矯正來擴張口腔空間，並接受四顆植牙來替代小時候被拔掉的牙齒後，她所有的睡眠呼吸障礙和疼痛症狀完全消失，[33]而類似的案例已經累積了不少。

　　考慮到我們先前討論的問題，後縮效應經常導致連接下顎和上顎的顳顎關節出現問題，也就不足為奇了。關節具有高度的適應性，骨骼會根據習慣的休息位置進行重塑。如果嘴巴持續張開，顳顎關節的骨骼就會重新塑形，以便在該位置正確對接。穩定之後，當嘴巴閉合，上下顎牙齒的關係就會發生變化（最後可能導致咬合不正），而骨骼接合處的細部構造也會改變。這會導致顳顎關節壓力，讓下顎活動時發出咔嚓聲或感到疼痛。如果症狀尚處在早期階段，通常可以

第七章　我們能做什麼？

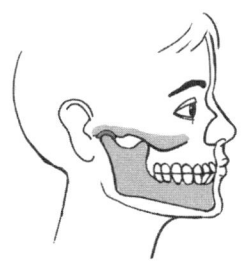

(a) 當牙齒在休息狀態下保持輕微接觸時，顳顎關節就會處於健康、正確的位置，下顎關節球（骨突）和頭骨上的關節窩也會正確對齊。

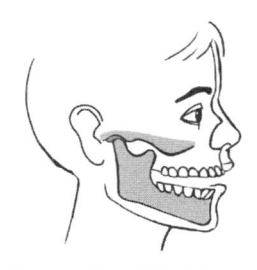

(b) 嘴巴打開時，關節球會向前移動。

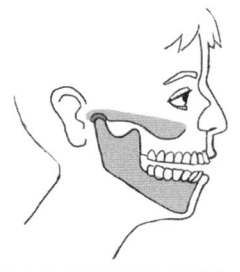

(c) 長時間處於嘴巴張開的位置後，關節窩會向前重塑，以便將關節球容納在張嘴位置處。

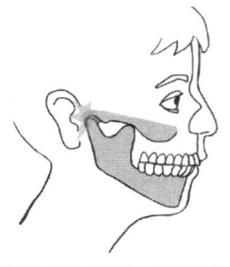

(d) 當嘴巴閉合時，關節球會向後移動，擠壓關節窩後部（沾黏），進而引起疼痛，稱為顳顎關節功能障礙（temporomandibular disfunction，TMD）。

圖 54：由下顎關節引起的臉部疼痛。
當口腔姿勢正確，牙齒輕微接觸時，關節就能保持正確無痛的結構。而與張嘴姿勢相關的垂直臉部生長將會造成關節壓力，進而導致一般性頭痛以及說話和咀嚼困難等問題。

透過某些裝置來修復；但如果損傷已成為永久性的，就需要進行手術。

在成人後進行下顎問題矯正是非常有難度的，而且效果有限。因此，早期預防才是每個人應該努力的目標。如果能

在生命的第一個十年內,積極預防造成這些症狀的問題,確實可以得到更多修復,也可以防止進一步症狀的發生。例如當你注意到孩子的牙齒擁擠時,就應該盡早帶小孩去看齒顎矯正醫師,而且最好找一位專門從事前向矯正療法(正顎成長療法)的牙醫。對於建議孩子拔牙、使用會將牙齒向後移動的齒顎矯正技術的醫生,要抱持懷疑的態度。也可以同時向其他能清楚回答你的問題、具備呼吸道健康相關專業的醫療人員諮詢意見。

為了讓本章的建議更容易執行,我們在 BOX 4 中提供了一些可能需要考量的檢查清單。

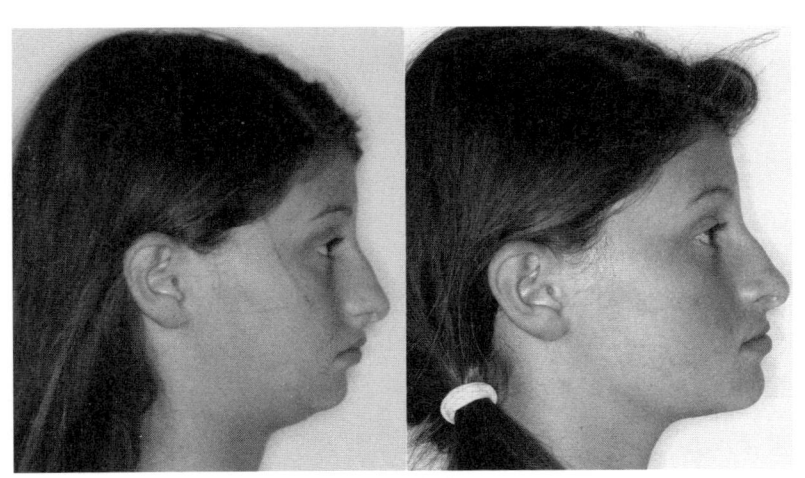

圖 55:從這名女孩下顎位置的前伸可看出學習正確口腔姿勢的好處。

3. 何時該尋求專業幫助

如果你有年幼的孩子，哪些警訊可能代表你需要尋求幫助？以下幾個關鍵問題可以幫助你思考：你的孩子睡覺時是張開嘴巴還是閉著嘴巴？孩子會打鼾嗎？經常有鼻塞的情況嗎？孩子早上醒來時，是否有得到充分休息的感覺？這些問題的答案可以做為健康狀況的指標，而且會直接關聯到他們的臉型、下巴與笑容。反映了影響他們進食的口腔結構，將氧氣從鼻腔或口腔輸送至肺部的呼吸道發育狀況，以及他們展示給世界的面容——也就是他們的外貌。

考慮這些問題時，最重要的線索就是你是否看到孩子垂著下巴、嘴巴張開，用口呼吸？如果你發現孩子大部分時間裡，嘴巴都是張開的，就必須注意——這就是口腔—臉部潛在健康問題的早期指標。也請觀察孩子在休息或不活躍時，例如在讀書、看電視、玩遊戲時的臉部狀態。一旦你對用口呼吸的問題有所覺察，就會開始在同事間、在隔壁那輛車的司機身上、或在商場裡走動的購物者中，發現越來越多用口呼吸的人。越是去留意，就越容易發現。

另一項能夠反映口腔姿勢是否良好的線索，來自孩子的笑容，更具體地說是所謂的「笑齦」（gummy smile）。當孩子微笑時，你是否可以明顯地看到牙齦外露，而不只是牙齒？這就是「笑齦」，有時也被稱為「馬齒笑」（horsey

BOX 4
保護兒童和成人免受口腔—臉部健康流行病影響：行動檢查清單

- 至少要餵母乳一年，而且盡可能在前六個月以純母乳親餵
- 餵母乳期間避免使用奶瓶，也要避免用瓶裝母乳餵食
- 在完全離乳之前，避免使用安撫奶嘴
- 教導孩子在不進食或不說話時保持嘴巴閉合
- 當哺乳中的嬰兒停止吮吸時，用手指輕輕合上他的嘴唇幾秒鐘
- 離乳後，讓孩子食用需要咀嚼的食物，並注意防止小孩噎到
- 留意食物的堅韌度，鼓勵徹底咀嚼
- 可以用耐嚼的口香糖幫助較大的孩子練習咀嚼
- 避免食用大多數的市售嬰兒食品
- 檢查孩子的睡眠習慣，注意是否有用口呼吸和睡眠障礙的跡象
- 及時治療任何鼻塞或打鼾的跡象；若持續鼻塞，就要考慮「過敏」的可能性
- 鼓勵徹底洗手，減少傳播感冒病毒的機會

- 注意托兒所的衛生措施
- 留意嬰兒的姿勢,尤其是當嬰兒被抱著的時候
- 避免以駝背和頭部前傾的姿勢使用電腦、手機等
- 若有必要,可嘗試 GOPex 練習或菩提格呼吸法
- 若發現口腔—臉部健康流行病的任何症狀,請立刻尋求專業協助

smile)。理想的笑容只會露出很少或幾乎不露出牙齦。你可以試著對著鏡子觀看自己的笑容,不要太誇張,只要自然地微笑,你會看到很多牙齦的部分嗎?如果孩子有像圖 56 中的女孩這種笑容,就表示她的下顎發育不正常;可能是上顎過

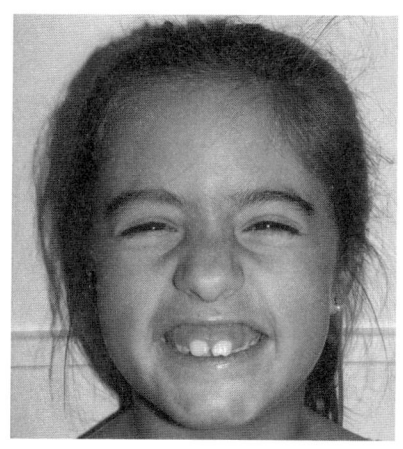

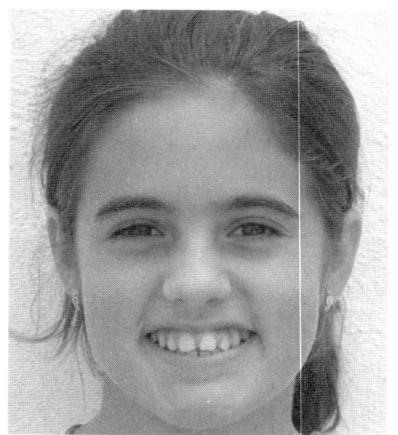

圖 56:請注意這位七歲兒童的笑齦情況,經過一年矯正治療後,笑齦已經消失。
(María José Muñoz 提供)

184　Jaws: The Story of a Hidden Epidemic

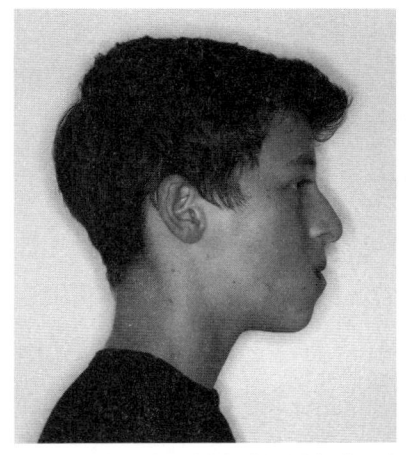

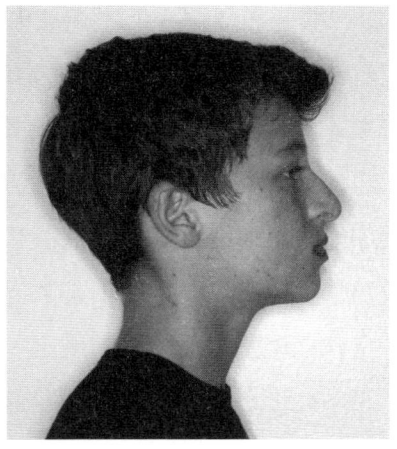

圖 57：孩子也可能是嘴唇閉起來，但牙齒沒有保持輕觸。
許多父母認為他們的孩子嘴巴是閉起來的，因為嘴唇已經闔住，然而事實可能並非如此。請看左側的男孩，他的嘴唇靠攏，但牙齒是分開的，右側照片則是嘴唇和牙齒都闔起的情況（正確的口腔休息姿勢）。雖然嘴唇緊閉，但我們認為左側口腔姿勢仍屬於「開口」的姿勢。

度向下發育，而露出了更多的牙齦。

　　有些線索確實較難察覺。以卡恩十三歲的女兒為例，她在保持嘴唇閉合上做得很好——也就是我們尋找的第一條線索。然而，雖然她的嘴巴閉合，但牙齒並未真正接觸。到底該如何察覺這種不明顯的情況呢？只要知道如何觀察，便可看出最明確的線索：上顎的後移。上顎（上頷骨）並不像一般認為的固定不動，而是可以逐漸移動的。就算嘴唇緊閉並透過鼻子呼吸，如果長時間讓牙齒分開，同樣會導致打鼾和睡眠呼吸中止症。如同我們之前解釋過的：牙齒需要輕微接觸，才能讓上下顎同步生長。有些人的下顎會擠到嘴唇後

第七章　我們能做什麼？　　185

面,讓牙齒分離,舌頭則被夾在上下顎的牙齒後面。

還有哪些該留意的線索呢?你可以觀察孩子吞嚥時的情況。吞嚥時他的嘴巴是張開的嗎?有特別的臉部表情嗎?正常吞嚥時,舌頭的前後應該會完全貼在上顎上,所有臉部肌肉(包括嘴唇肌肉)應該都是放鬆的(無特別表情)。舌頭的波浪動作會產生所需的吸力,以便把食物推向喉嚨和食道,也就是通往胃部的通道。唯一可見的外部動作應該是喉部的運動,孩子的臉頰應該保持靜止。所以辨識正確吞嚥與否的線索,直接關係到孩子在吞嚥過程中的舒適性、順暢度和連續性。如果你看到孩子在吞嚥時擠眉弄眼(皺起臉或表情扭曲),舌頭做出笨拙的動作或繃緊嘴唇,很可能就是吞嚥過程出現問題的跡象。

有許多小孩會做出一種稱為「反向吞嚥」(reverse swallow,或稱「舌頭在牙齒間」的吞嚥)的動作。反向吞嚥來自嬰兒的需求,正如你可能聽過的,嬰兒能夠同時吸奶和呼吸。在反向吞嚥中,舌頭會向前推,牙齒分開,嘴唇圍著位置較低的舌頭。反向吞嚥通常是嬰兒在離乳初期,過渡到不需咀嚼的半液態食物時會出現的反應,通常會在大約六個月左右開始消失,但有些孩子會一直無法學會成年人的吞嚥方式。你可以透過觀察孩子是否還在進行反向吞嚥來判斷:如果他在吞嚥時臉部肌肉有動作,或是在進行吞嚥時把牙齒分開,那很可能就是在進行反向吞嚥。

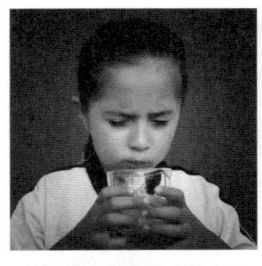

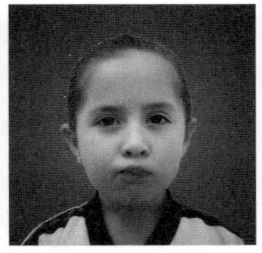

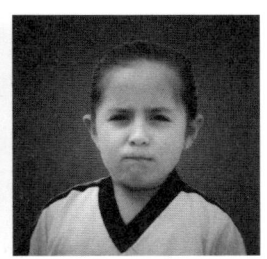

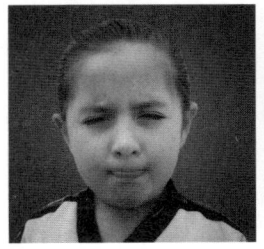

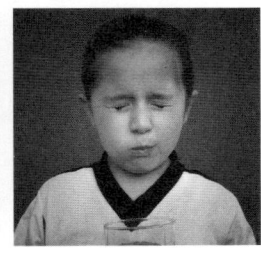

圖 58：如果你看到孩子在吞嚥時出現臉部肌肉運動，這就是不正常的情況。
請注意這個孩子在吞嚥時嘴唇噘起的情形。

不正確的吞嚥會造成什麼問題呢？正確的吞嚥可以刺激上顎（上頜骨，即口腔頂部）向上和向外生長，進而擴大牙弓，並為牙齒創造更多空間。反向吞嚥的效果相反，不僅不會刺激牙弓擴展，還會讓牙齒擁擠，[34] 同時也會增強臉頰肌肉，進而導致臉部膨脹，讓好萊塢模特兒常見的迷人酒窩消失不見。

還有許多跡象能顯示潛在的口腔顏面發育問題。例如孩子在微笑時，是否會露出很多牙齦、眼

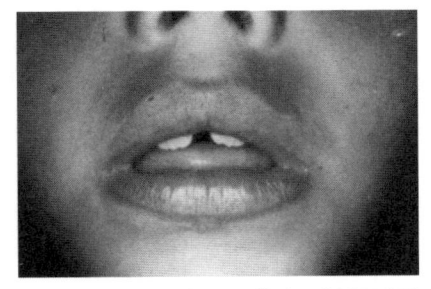

圖 59：如果在孩子吞嚥時可以看到舌頭，就是警訊之一。

第七章　我們能做什麼？　187

皮下垂，或是上唇出現明顯的弓形（Cupid's bow，一般稱為「丘比特弓」）？傳統牙醫和齒顎矯正醫師可能只會關注微笑、咬合，以及每顆牙齒在彼此之間的垂直排列，然而關於口腔顏面的健康還有許多需要關注的面向。若要瞭解更多潛在問題徵兆，請參見 BOX 5 的檢查清單。

BOX 5
檢查清單：
口腔與顏面健康問題的徵兆

當孩子坐著時（如看電視或在車裡）是否會：
- 把東西放進嘴裡（玩具、袖子、鉛筆、手指等）？
- 吸吮嘴唇？
- 嘴巴總是張開（微微張開也算）？
- 舌頭放在牙齒之間？
- 用手托住臉部？
- 用口呼吸？
- 呼吸時發出聲音？
- 很難安靜地坐著？

當孩子說話時是否會：

- 說話太快？
- 說話太慢？
- 停下來用口呼吸？
- 口齒不清？
- 說話時嘴唇很少接觸（理想狀況下，嘴唇應該在詞語間相觸）？

當孩子進食時是否會：

- 在每一口之間停下來用口呼吸？
- 吞嚥時把舌頭伸出來？
- 喝東西時把舌頭伸出來？
- 吃東西時喝很多湯或水？
- 咀嚼時發出很大的聲音？
- 喝水時必須先吸氣？
- 吞嚥時緊閉嘴唇？
- 吞嚥時下巴會皺起來？
- 吞嚥時會歪頭？

當孩子睡覺時是否會：

- 睡覺時把嘴巴張開？
- 打鼾？
- 尿床？

- 翻來覆去？
- 向後伸展頭部？
- 經常醒來？
- 做惡夢？
- 磨牙？
- 很難被叫醒？
- 眼睛下有黑眼圈？
- 流口水或臉上有乾掉的唾液？

　　這些症狀的發生原因並非總是顯而易見，也不一定都能在個別案例中直接追溯到口腔顏面健康的問題，然而許多情況確實與口腔健康有關。這些關聯有時看起來很奇怪，例如，為何尿床會與下顎有關？但證據顯示，如果讓舌頭有足夠的活動空間，並改善鼻腔的空氣流通，尿床的情況就會消失，[*]做惡夢的情況也很類似。[†]

---

[*] D. J. Timms. 1990. 'Rapid maxillary expansion in the treatment of nocturnal enuresis'. *The Angle Orthodontist* 60: 229–233.

[†] P. Jaoude, L. N. Vermont, J. Porhomayon, and A. A. El-Solh. 2015. 'Sleep-disordered breathing in patients with post-traumatic stress disorder'. Annals of the *American Thoracic Society* 12: 259–268; B. Krakow, C. Lowry, A. Germain, L. Gaddy, M. Hollifield, M. Koss, D, Tandberg, L. Johnston, and D. Melendrez. 2000. 'A retrospective study on improvements in nightmares and post-traumatic stress disorder following treatment for co-morbid sleep-disordered breathing'. *Journal of Psychosomatic* Research 49: 291–298.

第八章
齒顎矯正醫師、口腔顎面外科醫師、正顎成長醫師和前向矯正醫師

如果你認為你的孩子（或自己）有口腔顏面健康方面的問題，應該求助於誰呢？哪些科別的健康照護專業人員最有可能達到你想要的結果？你預期會得到怎麼樣的幫助？要得到所需幫助的難易度如何？

首先，你會想到的應該是去諮詢齒顎矯正醫師（Orthodontists）。[‡] 齒顎矯正學的傳統做法，已成為兒童成長過程中越來越常見的一部分（至少在工業化國家是如此）。目前大約有超過一半的美國孩子，會在成長過程中使用牙齒矯正器。[1] 部分原因是齒顎矯正的成本已大幅降低，此外也是因為孩子們對於擁有完美無瑕、整齊牙齒的外貌有越來越強的自覺。然而，幾乎可以肯定的是，隨著時代變遷，孩子們可以自然發展出整齊牙齒的情況，已變得越來越少見。

---

‡ 譯注：台灣牙醫多為綜合牙醫，分組上稱「一般牙科」，並無本章標題的四種分類。在本書中，我們以牙醫系裡的分科「齒顎矯正醫師」指稱書中的一般牙科矯正醫師 Orthodontists，而 Dental Orthopedists 字面上為「牙科骨科醫師」，則以本地牙醫系另一分科「口腔顎面外科醫師」代之。

牙齒咬合不良的嚴重程度無疑地正逐年提高。[2] 雖然矯正器的材料和技術已經相當進步，但接受拔牙和青少年顎部手術的孩子也在不斷增加。此外，人們對呼吸功能的關注程度也在增加，因為它與顎部大小和結構，以及牙齒的排列密切相關。以下是關於齒顎矯正學專業的基本概述，以及其分支領域──口腔顎面外科和前向矯正學的介紹。文中也會包含這些領域各自專注於何種治療方式，以及它們在解決口腔顏面健康問題中，適合扮演何種角色及發揮的作用。

齒顎矯正醫師（Orthodontist）

齒顎矯正醫師接受了一般牙醫師的專業訓練，毫無意外地，他們的專業在於矯正牙齒。他們的主要目標通常是讓人們在「微笑」時可以呈現整齊排列的牙齒，沒有重疊或位置異常的牙齒，並保持上排牙齒不會過於突出，好讓下排牙齒在微笑中也可以被看見。齒顎矯正醫師達成這項結果的主要方式，就是使用牙齒矯正器這類牙科裝置來牽動牙齒，透過骨骼的活動變化，逐漸把牙齒移動到更理想的位置上。

在齒顎矯正醫師的學習過程中，他們被告知臉部特徵主要是「遺傳」的；只需比較病患親戚間跨代的臉部特徵，即可證明這點。許多人也因此以為基因決定了命運，認為自己的發育無法改變；唯一能做的就是進行外觀上的改變，就

像禿頭的人會使用假髮一樣。我們必須再次強調，看待基因時，必須將其運作環境一起納入考量，無論是缺乏適當的周遭細胞還是外在環境，都可能讓我們最終的生活狀況出現嚴重的缺陷。所以，正如我們一再說明的：過小的顎骨和歪斜的牙齒，往往源自於基因表現的過程中，遇到了不適當的

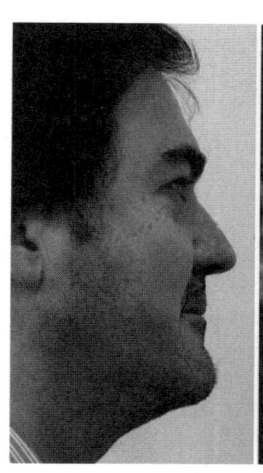

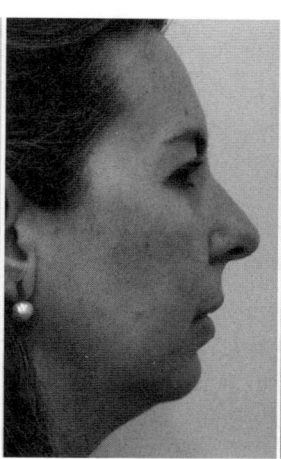

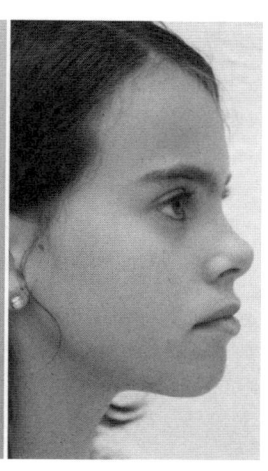

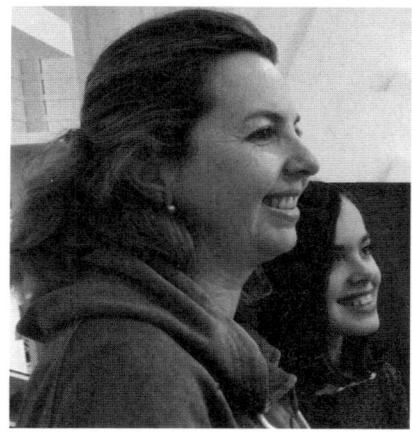

圖60：這一家人，父親和母親都曾接受傳統的牙齒矯正治療，但他們的女兒選擇了前向矯正治療。
請注意母親和女兒門牙的角度不同。
（María José Muñoz 提供）

第八章　齒顎矯正醫師、口腔顎面外科醫師、正顎成長醫師和前向矯正醫師

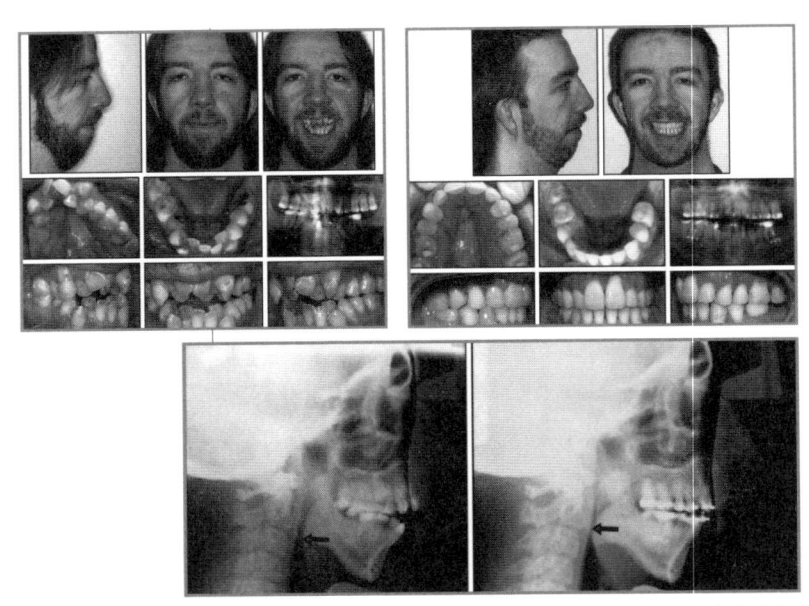

圖 61：展示於同儕評審期刊中，相當出色的牙齒矯正結果案例（上方左圖為矯正前；上方右圖為矯正後），但請注意治療後呼吸道幾乎完全收窄（下方右圖）。
（出自 *Journal of Clinical Orthodontics*）

「環境」。

　　正常情況下，齒顎矯正醫師認為孩子的牙齒擁擠，亦即顎骨和牙齒大小之間無法匹配，是「遺傳」自父母，這種觀點令人惋惜。而且許多齒顎矯正醫師認為，對顎骨的早期處理不僅浪費時間，還像是詐欺行為。[3] 因為他們認為無論小時候進行過何種治療，長大後牙齒還是會出現歪斜，因此只要在外觀上進行治療即可。這種以 DNA 為中心的思想，造成的誤解就是標準的齒顎矯正集中於矯正形狀（例如咬合不

正和顎骨不整齊等），而不是去解決症狀背後常見的「非遺傳原因」——包括我們希望你現在已經理解的因素，如缺乏充分咀嚼、口腔姿勢不良和高過敏原環境等。再次強調，你應該盡早處理這些背後的原因。如果不及早處理問題，就會發生像兒童牙醫博伊描述的情況：「這就相當於在年幼的孩子身上檢驗出遺傳性高血糖，但不去治療這個孩子，因為我們知道他早晚會得糖尿病。」[4] 這種延遲治療的現象，與社會上迷戀 DNA 理論，認為 DNA 是人類生物學中最強大的因素這種想法緊密關聯。[5]

大部分齒顎矯正醫師都會對青少年使用固定式的牙齒矯正器進行治療，並在青春期後對顎骨進行手術，以此來解決較為嚴重的問題。目前這種做法幾乎被普遍接受為正常的治療標準，印證了齒顎矯正專業認為牙齒不整齊主要源自「基因」神話的基本信念。對他們來說，等長大一點再治療非常合理：隨著孩子的成長減緩，牙齒的生長程度也大幅減少，因此不再需要考慮下顎成長的影響——是牙齒移動的主要源頭。對年長孩子的牙齒矯正較不複雜，治療效果也比較容易預測。

然而，經過長期合理的研究發現，標準的牙齒矯正效果通常都很短暫。[6] 舉例來說，華盛頓大學的立德醫師（Robert M Little）針對八百多個病例進行詳細研究，結論顯示，經過牙齒矯正治療後舌部的空間會縮小，讓牙齒不整齊的情況再

度出現，但回復的程度會因個體而異。[7] 也就是說，很少有孩子在接受牙齒矯正治療後，直到長大成人都可以維持牙齒的整齊。

在約翰・繆的同卵雙胞胎研究中，觀察家族成員在不同環境中的顎骨發育、長期維持矯正結果穩定性的研究（即經過治療後牙齒保持原位的效果），尤其是最基本的演化理論都能清楚說明，幾乎在所有情況下，基因在咬合不正中的影響都是可忽略的（後面還會詳加討論）。儘管很難讓專業人士承認這點，但牙齒矯正學的實踐背後，幾乎沒有紮實的科學根據。[8] 這並不是因為齒顎矯正醫師們缺乏研究的興趣，而是當研究涉及人體，尤其是孩子時，工作性質本身就會牽涉到倫理上的限制，這些限制會讓很多關於人體的科學研究無法進行。

口腔顎面外科（Dental Orthopedists）

有一小群齒顎矯正醫師和口腔顎面外科醫師，加上一些兒童牙醫，一同致力於治療大約四到五歲左右的年幼兒童。這些臨床醫師認為某些環境因素會引起牙齒、顎骨和臉部的發育不平衡。他們認為像說話時口齒不清、用口呼吸以及吸唇和吸拇指等口腔習慣，都會導致牙齒不整齊以及其他相關問題，這些問題必須在年紀還小時就予以處理。

基於他們對顎骨問題根源的認知，他們會採用較重的矯正器，讓顎骨置於理想的位置上，同時也讓病人無法繼續進行會引起問題的動作（例如反向吞嚥）。有時，口腔顎面外科醫師也會採用一些運動練習，幫助患者改變肌肉的習慣；然而，這些運動多半難度大且枯燥，因此口腔顎面外科醫師更常依賴矯正器。然而肌肉一定會與矯正器抗衡，通常會讓結果變得無效。

　　選擇口腔顎面外科，對一些家長來說確實很有吸引力，因為口腔顎面外科醫師是從發展早期開始治療，可以向家長承諾會修復孩子身上的某些發育問題。口腔顎面外科專家通常還會承諾在所有恆齒長出之前，不需拔除恆齒（齒顎矯正醫師可能會因空間不夠而拔除恆齒），因為口腔顎面外科醫師會擴展顎骨，為恆齒騰出空間。

　　卡恩從事口腔顎面外科超過二十年，她也觀察了許多患者的治療結果。Twin Block 和 Herbst 是最受歡迎的兩種矯正器品牌，可以幫助下顎鬆垮的孩子矯正下顎發育不足的問題。那是一個固定於上顎的裝置，能把下顎向前推。問題在於，很少有人意識到上顎並不像一塊固定的水泥，可以把鬆垮的下顎固定在上顎上頭，而不用擔心上顎會受到影響。根據我們的觀察，這類矯正器實際上可能會把上顎往下、往後方拉，過程中常會讓呼吸道受限。

　　另一種有爭議的口腔顎面外科矯正技術，是使用頸部矯

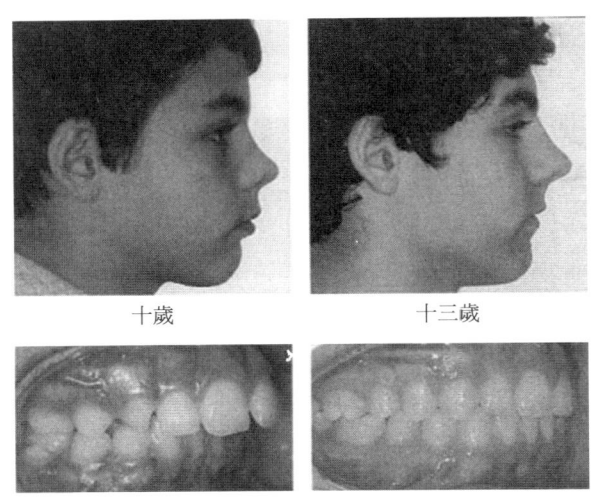

圖 62：請注意，雖然圖中的孩子在十三歲時牙齒排列已經獲得改善（下方），但臉部變長，且下顎有點凹陷。
這也顯示了人們關注的是牙齒的排列而非臉部結構。（出自 *Journal of Clinical Orthodontics*）

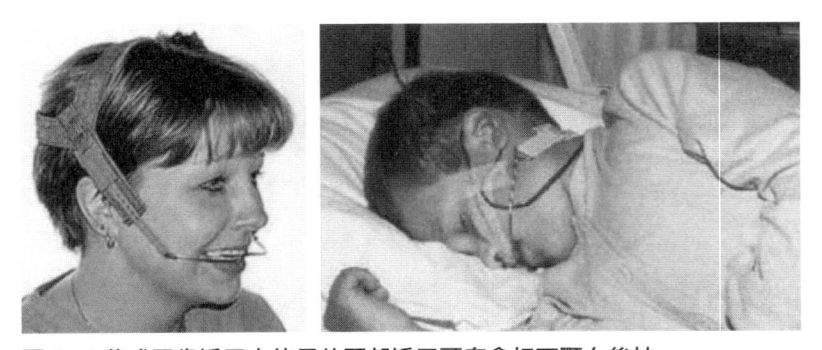

圖 63：**舊式牙齒矯正中使用的頸部矯正頭套會把下顎向後拉。**
這種作法會導致呼吸道收縮和阻塞性睡眠呼吸中止症。研究證明，使用回縮頭帶確實會增加睡眠呼吸中止症的發生率。（出自 *Journal of Pediatric Dentistry*，1999 年）

正頭套（cervical headgear，固定在頸部後方而非頭部前方的頭套），它的作用只是把上顎固定在原位；這不僅無法讓上顎正常生長，更糟的情況下甚至會將上顎往後拉回，[9] 進而壓迫呼吸道。[10] 我們認為頸部矯正頭套不僅會讓孩子感到不適和尷尬，還會讓情況變得更糟。

即使進行了早期的口腔顎面外科矯正治療，要讓牙齒整齊排列，通常也需要後期的干預。那多半都是在過了青少年時期，恆齒長出之後，才會使用牙套進行矯正。正如強斯頓（Lysle Johnston）在同儕評審的回溯研究顯示的，與長大後用固定牙套進行干預相比，這種早期功能性治療的改善效果有限。[11]

前向矯正醫師（Forwardontists）

前向矯正醫師屬於齒顎矯正學中最小的子學科，代表了對於傳統牙齒矯正和口腔顎面外科在實踐上的突破。若能及早開始，正顎成長療法（Orthotropic，前向矯正療法的早期稱呼）可以達到完全治癒的目標，正如約翰・繆和王等人的臨床研究所示。[12] 然而，這種前向矯正是口腔健康的新興領域，其優勢尚未被廣泛認識，也還沒有在醫療專業中得到廣泛應用。

與其他矯正學派有所不同，前向矯正學（也常被混

稱為 Bioblocc〔矯正裝置品牌名稱〕或正顎成長學〔facial orthotropics〕）專注於解決臉部及牙齒不整齊的根本原因，且通常可由一般牙醫來進行療程。某些牙醫在看到傳統牙齒矯正治療上令人失望的結果後（如造成臉部損傷、呼吸道受限、疼痛、長期排列穩定性不足等），將此種療法視為另一個可行的替代方案。

前向矯正學與傳統的牙齒矯正學和口腔顎面外科一樣，都會關注牙齒的整齊排列，然而它在矯正牙齒問題時，也能同時處理下顎空間大小和臉部結構的問題，尤其會注意避免可能出現的呼吸道問題。雖然前向矯正也會使用器具，但其作用是訓練人們對抗與我們工業化生活方式相關的有害影響。我們在前面討論過的對抗方法包括採取健康的口腔姿勢、更充分的咀嚼及減少鼻塞等。最終目的就是把臉部的生

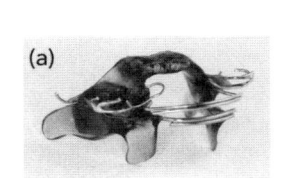

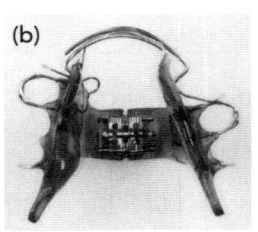

圖 64：（a）和（b）圖為繆氏矯正法第四階段使用的 Bioblocc 裝置：
其好處是可以訓練患者「自願」保持牙齒接觸，因為牙齒分離會讓他們會感到不適。（c）圖，頭部面弓：不必綁住頭部的前向牽引。這些是前向性的（顎部生長方向）矯正器具，可以擴張、移動牙齒，讓上下顎往上、往前，並訓練患者保持嘴巴閉合。

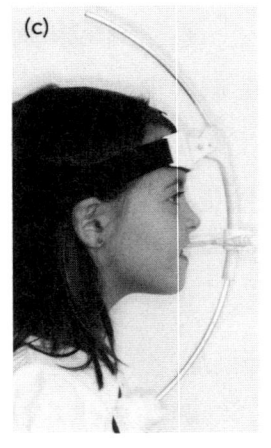

長模式,引導回我們祖先過去的演化路徑上。

前向矯正療法主要可追溯到英國牙醫約翰・繆的研究,他把這種方法稱為正顎成長學(orthotropics)。1970年代時,經過大量治療牙齒咬合不正的經驗,加上觀察兒童的生長,約翰・繆提出了他所謂的「發育趨向矯正前提」(tropic premise)概念[13],這裡的「tropic」指的是對刺激的成長反應趨向。他認為許多牙齒不正的問題,可透過鼓勵幼兒練習「正確的口腔休息姿勢」來解決,這種姿勢我們已相當熟悉了——舌頭貼住上顎,嘴唇閉合,牙齒輕輕接觸,每天保持四到八小時。根據這個前提,約翰・繆開發了一套針對顎部的矯正器具,可以協助小孩恢復正確的口腔休息姿勢。這些器具會讓孩子在嘴巴張開時感到不適,因此可以「說服」病人,鼓勵他們使用自己的下顎肌肉來保持嘴巴閉合(這是對於卡特林的「收緊下顎閉上嘴」建議的改良)。

在這類療法中,讓顎部矯正患者「願意」積極參與治療是相當重要的一點。因為其他所有矯正和矯形器具本質上都是替患者完成矯正工作,並不會讓患者主動使用到下顎肌肉,但對約翰・繆的正顎成長矯正計畫來說那正是核心。約翰・繆的想法相當基本而簡單,並且是基於多年來與病人的合作經驗、對於同卵雙胞胎的重要研究,當然還包括其他科學家和研究者在咀嚼對下顎和臉部發育重要性的研究成果。

約翰・繆的基本理論可以簡單總結如下:

1. 在現代社會中，幾乎每個人的上顎（上頜骨）和下顎（下頜骨），都遠遠落於其理想的「前移位置」之後（即使上顎看起來前突也同樣如此）。[14]
2. 正如我們所見，這種顎骨發育不足通常是因為個人的飲食和呼吸習慣，導致了舌頭、上顎、其他肌肉和骨骼，在整個臉部和下顎的發育過程中產生了不該發生的互動。
3. 牙齒的位置並非固定不變；牙齒在整個生命過程中都會緩慢移動。[15] 骨骼會一直溶解和重建，亦即骨骼會重新組織或「重塑」，這與「骨骼是固定且永久」的刻板印象剛好相反。[16] 因此，骨骼的形狀及位於其中的牙齒，它們逐漸移動的方向是可以改變的。骨骼並非像混凝土一樣固定，而是具有「靈活性」，這就是齒顎矯正學和前向矯正學的事實基礎。

約翰・繆的目標是治療根本問題，而不僅是如傳統齒顎矯正學所做的緩解問題。從對於傳統齒顎矯正領域的少數幾項研究的結果來看，如果不佩戴「維持器」（矯正後維持牙齒固定在新位置的裝置）的話，治療結束後，咬合不正的情況通常會再次出現，或是至少出現一定程度的回復。[17] 因此，傳統牙齒矯正的標準治療方式，就像是要患者永遠都戴

著維持器。這與現代醫學的一般趨勢相符，亦即專注於維持慢性病的健康狀況，而非處理根本原因。要判斷口腔顏面健康問題是否已永久解決，就必須查看治療前和維持器移除後至少五年的患者照片，[18] 然而這樣的比較研究並不常見。如果接受的是前向矯正治療，牙齒就不會再任意移動，因為正確排列的顎骨、牙齒、舌頭和嘴唇，本質上就能發揮維持器的功能。

我們認為約翰・繆的這種創新作法，應該受到所有關心患者健康的人密切關注。因為很明顯地，臉部生長的方向，對於咬合不正、以及後來衍生的睡眠呼吸中止症等問題都相當重要。這種症狀並不是遺傳性的，因為即使在遺傳情況相

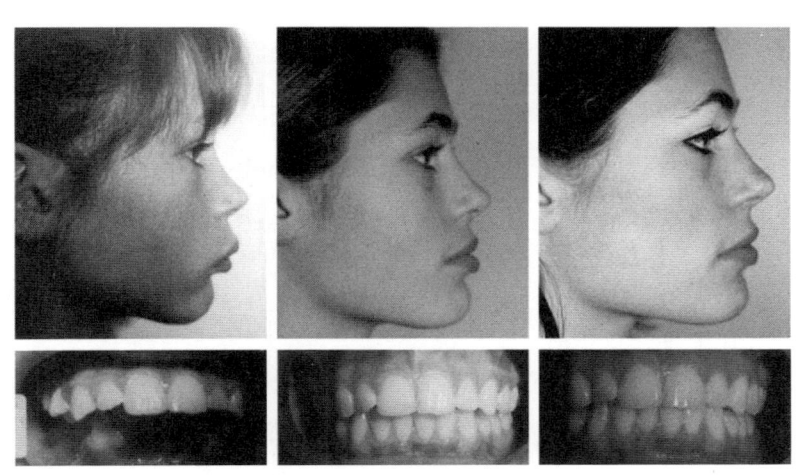

圖65：前向矯正藉由引導上下顎骨，以一個整體的方式向前生長，因此可保護甚至擴大呼吸道。
（John Mew 提供）

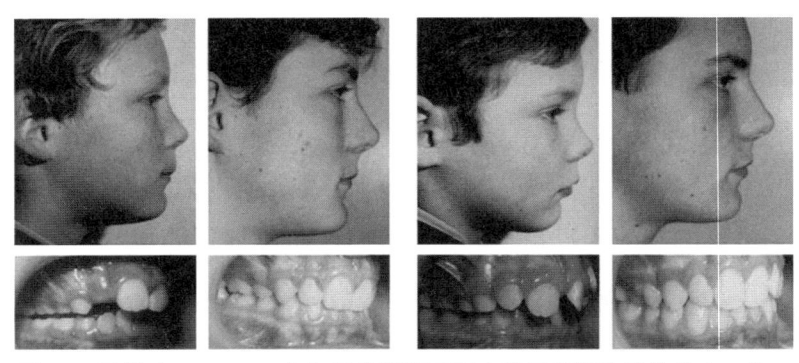

圖66：昆頓（Quinton，右）是參與繆氏研究的同卵雙胞胎的其中一位，他接受了繆氏的治療；而雙胞胎中的另一位班（Ben、左）則接受當地一位齒顎矯正醫師的治療。
這兩種治療方法在十二年的時間內得到明顯不同的結果，昆頓有豐滿的側臉，班的長臉則較為凹陷。

同的同卵雙胞胎中，也有很大的差異，而且在不同環境中成長，差異還會更大。人類發育的各方面，當然都是基因與環境間相互作用的結果。正如一個同卵雙胞胎可能透過運動而成為優秀運動員，但跟他的基因完全相同的手足則可能成為安靜的藝術家。同樣的情況也會發生在齒顎問題上，一位吃軟質食物的同卵雙胞胎，身體很可能會比另一位吃硬食而有大量咀嚼的雙胞胎更不健康，而有較不具吸引力的外表。

　　約翰‧繆進行了一項實驗，研究對象為年齡從八到十九歲的同卵雙胞胎。這項研究提供了有力證據，顯示臉部生長方向會隨環境條件的不同（包括咀嚼模式、口腔姿勢及矯正干預）而產生明顯變化。[19] 約翰‧繆聯繫了六對同卵雙胞胎

的父母，告訴他們：「如果你們同意讓其中一個孩子接受當地齒顎矯正醫師的治療，我將免費為另一個孩子進行治療。條件是你們必須同意讓我拍兩個孩子的照片，以記錄整個矯正過程。請告訴你的齒顎矯正醫師，這是一場比賽，看哪種療法可以得到最美麗的臉孔。他們可以先選擇想要治療的那一位雙胞胎。」[20]

十年後，由一組專家對這些雙胞胎進行評估。雖然樣本數不多，但結果相當確定：專家們一致認為，接受傳統治療的雙胞胎，在治療後的面貌比治療前差；而接受約翰‧繆治療的雙胞胎（包括口腔姿勢訓練，以及使用非固定式裝置的前向矯正治療），在治療後的面貌比治療前更具吸引力。此外，所有接受約翰‧繆治療的雙胞胎，牙齒都維持了至少十年的筆直對齊。這種結果並不令人驚訝，因為正確的口腔姿勢，本質上便充當了維持器。這項實驗也證明基因並不是唯一的命運，擁有相同基因的個體在不同治療環境中就可以變得不同。

約翰‧繆研發的正顎成長學（前向矯正學），其設計目的在於透過從小引導發育，回復到傳統人類社會中常見的「咀嚼壓力模式」及「口腔休息姿勢」，透過這些方式對肌肉和骨骼所產生的影響，來預防咬合不正的問題。他的基本理念就是保持嘴巴閉合，並在口腔內部建立核心力量，讓上顎和下顎可以相互配合，發育變得對稱、平衡，且向前發

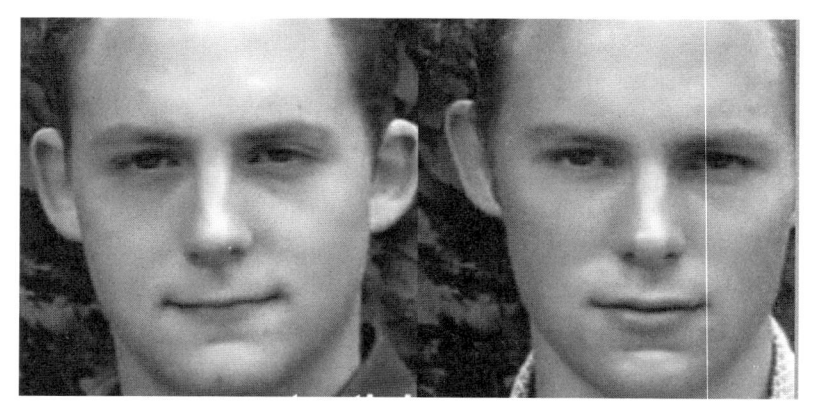

圖 67：成年後，班（左）的嘴唇比昆頓（右）更薄，臉也更長。
專家和一般民眾都認為顎向矯正治療的結果較為優越。

展，最終形成較大、較寬的下顎。

前向矯正學研發了一種口腔的維持姿勢（良好的口腔姿勢），用來對抗往往會把上顎往下拉的重力作用，就像維持身體的良好姿勢，可以讓我們對抗重力來避免駝背一樣。[21] 在理想的口腔發育中，下顎會透過肌肉的作用（包括舌頭）來支撐上顎，抵抗重力的拉力，這些肌肉得以經由離乳食物、咀嚼、呼吸等方式鍛鍊。因此請牢記，雖然我們會有上顎固定不動（只有下顎在動）的刻板印象，但上顎並非固定不動，它會在缺乏持續性肌肉壓力的情況下向後或向下滑動。

現代生活方式中的環境壓力不利於協助口腔產生所需要的肌肉張力，因此，約翰・繆開發出 Biobloc 裝置，也就是前

面提過,讓兒童在口中佩戴的裝置,目的在於鼓勵他們保持正確的口腔姿勢。那不僅可以鼓勵兒童積極保持嘴巴閉合,還能導正他們的顎骨,朝向理想的形態發育。[22] 在專家指導與合作病童的配合下,這種裝置產生了許多令人印象深刻的效果,[23] 如圖 68 所示。

前向矯正學的另一個重要工具就是 GOPex 練習(在第七章談過),可用來協助患者發展出正確的口腔休息姿勢。雖然這些練習對父母和孩子來說可能很繁瑣,但這基本上不需要手術或拔牙,而且在健康和臉部外觀的改善效果通常都很

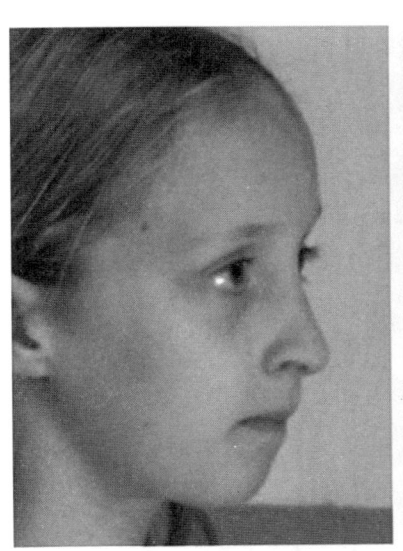

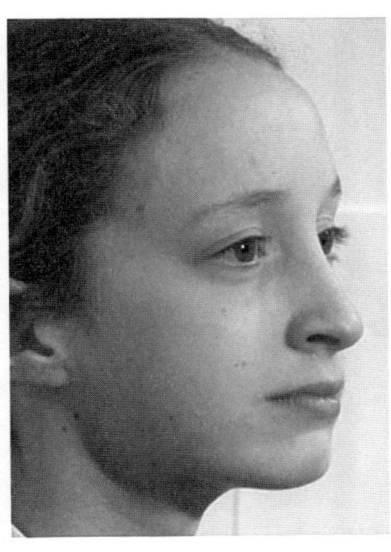

圖68:這名年輕女孩選擇透過前向矯正治療,而非靠手術來改善下巴後縮。
我們可以從治療前(左)和治療後(右)的照片,清楚看到治療的成功。(Mike Mew 提供)

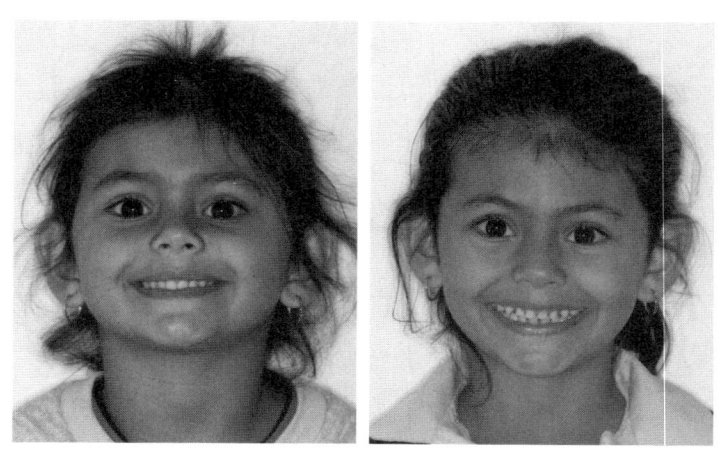

圖 69. 這位四歲女孩的乳牙之間沒有縫隙,她必須抬起下巴以便順暢地呼吸(左)。
在接受六個月的擴張和姿勢治療的結果(右),顯示兒童接受早期治療的重要性。
(Simon Wong 提供)

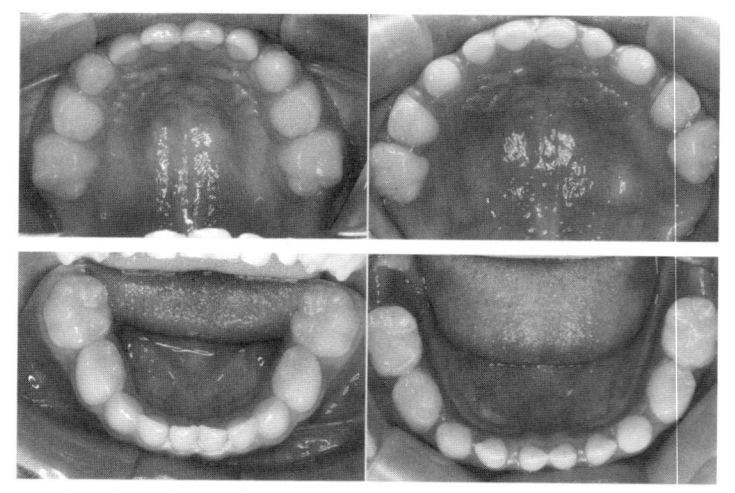

圖 70:乳牙之間應該要有空隙來容納恆齒,以免後來恆齒萌出時過於擁擠(左)。
經過六個月的口腔擴展和姿勢訓練帶來的變化,看看右側照片中的舌頭曲線有多令人開心!

明顯。然而，前向矯正學主要依靠的不僅是裝置本身，還要依靠病人對於適當改變生活行為抱有強烈的興趣。

　　GOPex 在前向矯正學中，到底扮演怎樣的核心角色？一般來說，牙科治療主要是以硬體為主：牙冠、填充物、拔牙、牙套、矯正器、矯正頭套等。當牙醫提供一些硬體並要求病人配合練習時，許多病人會陷入一種對「硬體」的迷思中，期望變化是來自於裝置或牙齒矯正器的使用。病人通常能夠理解肌肉發育和休息姿勢相當重要，卻不把它們視為比

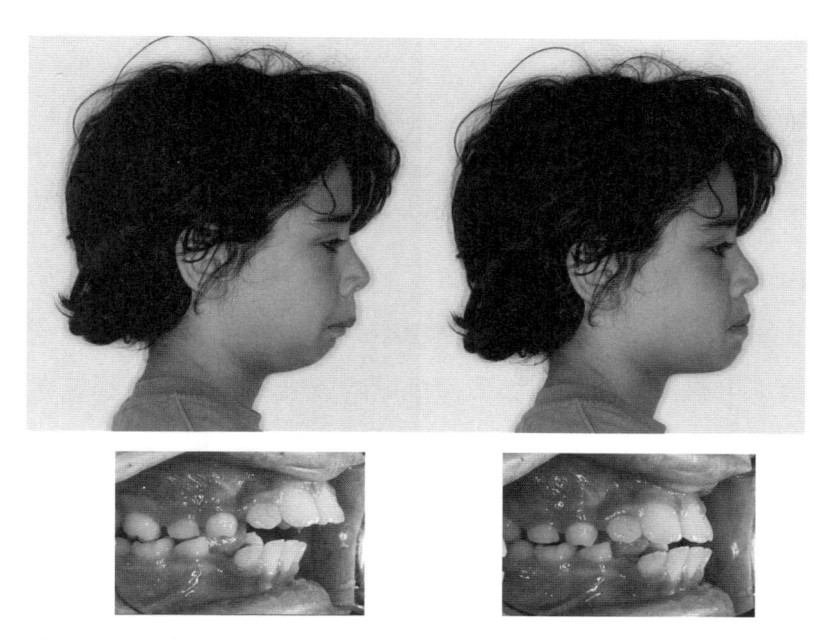

圖71：同一天拍的兩張照片，亦即在指導患者如何把下顎向前伸之前（左）和之後（右）拍攝的照片。
透過長期正確的姿勢訓練，便可持久地改善骨骼。（Simon Wong 提供）

第八章　齒顎矯正醫師、口腔顎面外科醫師、正顎成長醫師和前向矯正醫師　209

牙齒矯正器材更重要的因素。所以回到正常生活時，在器材之外進行 GOPex 練習的動機可能會消失。正如王對病人父母強調的：「你們支付給我的服務費是用在訓練你們自己（父母），好讓你們能去重新訓練孩子，協助他們發展出最佳潛力。你們的主要付費對象是這項訓練計畫；至於器材和維持器則是免費提供的。」[24] 這也是為何前向矯正學治療必須依賴病人願意花時間配合練習，而非依賴器材本身。相較之下，一般齒顎矯正醫師的牙齒矯正器並不會讓你在過程中感到無聊，或沒空進行練習。

成人前向矯正學

成人前向矯正學是個極具開創性的領域，可以讓成人使用和兒童相同類型的裝置，而且也已得到一些良好的初步結果。[25] 卡恩使用了兩種標準的前向矯正裝置，成功治療了患有輕微睡眠呼吸障礙症狀的成人病患。這兩種裝置看起來就像是牙齒矯正維持器，只需在晚上佩戴：一種是 Homeoblock，類似於廣泛使用的 DNA 口腔擴張器[26]，另一種是 OASYS，即口鼻呼吸道系統（Oral/Nasal Airway System）鉸鏈式矯正器。兩者都能讓牙齒移動來擴大牙弓，並使下顎向前推進，為舌頭創造更多空間；也可協助患者打開鼻腔通道，改善呼吸道容量，對打鼾和輕度睡眠呼吸中止症的病人

有所幫助。不過這種治療能否有「長期」的良好結果，只能等待時間來證明，尤其是關於成人在接受治療後，呼吸道能否更為通暢的問題。

前向矯正學（正顎成長學）帶來的關鍵區別

前向矯正學和口腔顎面外科經常讓病人混淆，部分原因可能是因為兩者都強調早期治療，然而這兩種技術之間的差異非常明顯，治療結果也大不相同。舉例來說，口腔顎面外科和前向矯正學用於擴展上顎的裝置看似相像，效果卻大相徑庭。由於前向矯正學具有引導生長和調整行為的部分，因而它的擴展效果通常更有效且更穩定，長期來看效果更佳。

正顎成長學（前向矯正學）專注於透過訓練來引導不同的生長方向，而口腔顎面外科的裝置主要集中在改變下顎——請記住，這種矯正裝置會在向前推動下顎時拉低上顎。換句話說，口腔顎面外科的裝置只會稍微擴張上顎，並未向前推進它，甚至因為這種裝置會固定在上顎上，很可能會將其往回推，引起嚴重的潛在副作用。只有當下顎牙齒比上顎牙齒更突出時，口腔顎面外科醫師才會使用反向牽引矯正頭套（reverse-pull headgear），而且這種頭套是固定在下顎。有很多下顎突出案例最後都需要動手術，因為口腔顎面外科通常的治療時間不足，而且無法改變導致問題的習慣。

這點並非巧合，例如有「齒顎矯正學界的良心」之稱的強斯頓，曾把一篇重要回顧性研究的標題訂為「為了私利而讓下顎過度成長」（Growing jaws for fun and profit），[27] 說明了牙齒矯正裝置通常無法按預期發揮作用。[28] 因為這些裝置雖然能幫牙齒暫時移動，對外觀有所幫助，但幾乎沒有長期效果。發育成長需要很久的時間，如果想要達到永久改善，就必須從根本上改變病人的口腔姿勢，這正是齒顎矯正學忽略的關鍵。導致問題的行為必須被消除，否則問題將再次出現；如果繼續按照同樣的方式治療，就會像愛因斯坦對瘋狂的典型定義：重複做同樣的事情，卻期待不同的結果。

在治療咬合不正的過程中，幾乎總是需要促進上顎**向前**移動，這也是前向矯正學的基礎。如同我們說過的，太多齒顎矯正醫師將上顎視為固定不動的，但這並非事實。除了向前這種方式之外，上顎的可動性也表現在口腔顎面外科治療可以將它往後推的後果上。前向矯正學專注於在出生後的第一個十年內進行治療，擴大上顎，使其往上（縮短上唇和鼻子之間的距離）並往前移動。如果患者可以一直維持正確的口腔姿勢，上顎就會有永久性的變化。

齒顎矯正學和呼吸道健康

齒顎矯正和口腔顎面外科，都可以改善孩子牙齒的排列

位置，但它們可能對健康產生負面影響。近一個世紀以來，包括配製假牙、製作牙冠和拔牙等許多標準牙科治療方法，都有一個副作用：把口腔內的結構往回推，而減少了口腔空

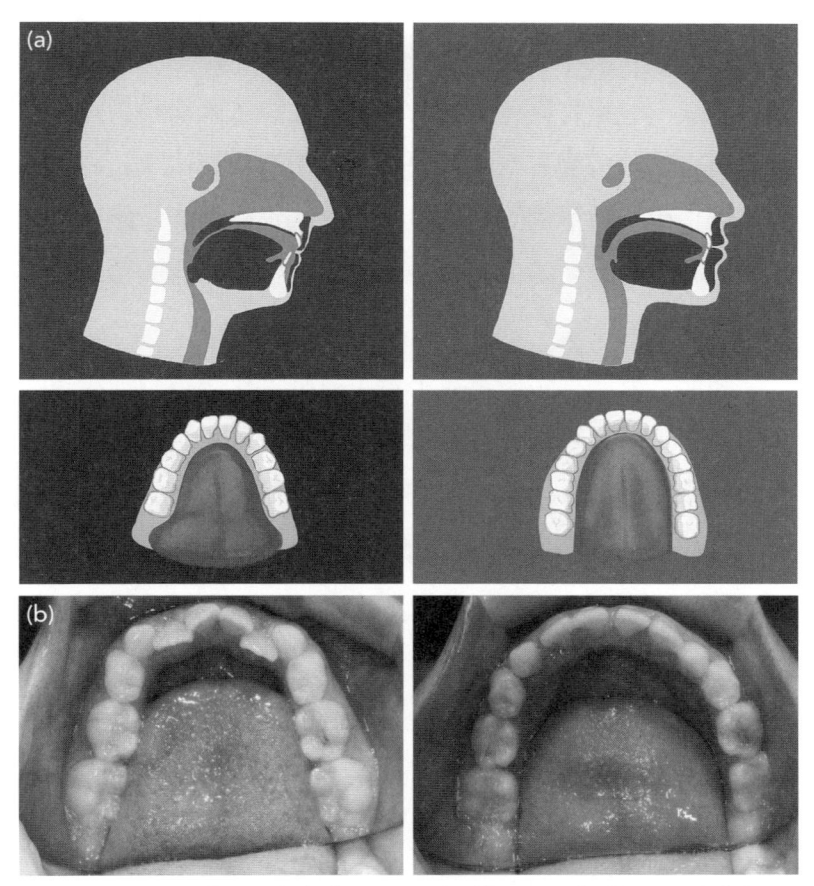

圖72：在上面四張圖片中（a），可以看到拔牙反而會減少舌頭的空間。
當牙齒的拱度變小時，舌頭會回落到喉嚨，進而導致打鼾或睡眠呼吸中止症。請注意下面兩張照片中的另一位患者（b），在接受前向矯正的顎部擴張後，舌頭有了更多的空間。（María José Muñoz 提供）

第八章　齒顎矯正醫師、口腔顎面外科醫師、正顎成長醫師和前向矯正醫師　213

間，讓舌頭更容易向後移動，進而縮小空氣進入肺部的通道。

卡恩多次親眼目睹這樣的結果。幾十年來，她使用標準的齒顎矯正技術治療了大約二千人。隨著治療經驗的積累，她對這些治療結果越來越感到不安，因為她看到的結果其實是「緩解」，而非治癒。直到她兒子伊藍開始出現呼吸道問題的症狀，包括打鼾和張嘴的姿勢，才成了她的轉折點。當她發現且開始接觸正顎成長學後，她將這項療法重新命名為前向矯正學。她得到的結論是，前向矯正學是唯一能以擴大呼吸道的方式改變臉部發育的治療方法，進而能夠預防打鼾和睡眠呼吸中止症等問題。

然而，齒顎矯正醫師並不是不瞭解矯正後會有呼吸道方面的問題，或不知道他們努力的結果經常只是暫時性的。許多齒顎矯正醫師都承認，他們的治療程序缺乏可靠的科學證據。[29] 經過對大量文獻的最新回顧，[30] 齒顎矯正醫師金（Ki Beom Kim）提到：

> 睡眠呼吸障礙的問題並不簡單，然而對齒顎矯正醫師來說，這也是與其他醫學專業合作的絕佳機會，可以藉此改善患者的健康和治療效果。自從這項專業誕生以來，我們對於治療作用與臉部發育間關聯的理解已不斷深入。未來在相關科學期刊中呈現的最新研究，將能更好地幫助我們找出問題，協助我

們的專業，發展更有效且更基於實證的治療方法。

正如金所指出，齒顎矯正醫師當然立意良善：「今日的齒顎矯正醫師仍同意麥肯齊（M'Kenzie）醫師[31]寫下的聲明：『在齒顎矯正工作中，你從事的不僅是防止兒童時期的疾病，還包括預防未來生活中的疾病。你的努力如果成功，將有助於延長生命。』」[32]然而，僅是意圖良善不一定就能帶來良好的結果。

近年來，一群有遠見的牙醫和醫師開始專注在呼吸道問題上。他們發現擴大呼吸道可以緩解顳顎關節疼痛、打鼾及某些頭痛和其他慢性病症，因此組成了一個名為美國生醫藥牙學會的團體。[33]

臉部生長與發育的權威，也是《顏面生長要素》（*Essentials of Facial Growth*）[34]一書作者恩洛（Donald Enlow）簡述了美國生醫藥牙學會的核心概念：「呼吸道是顏面生長的基礎。」

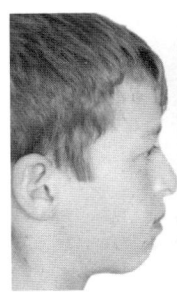

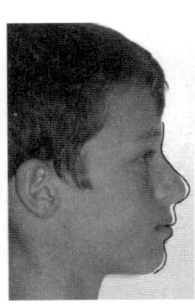

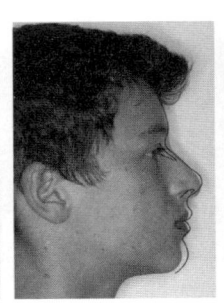

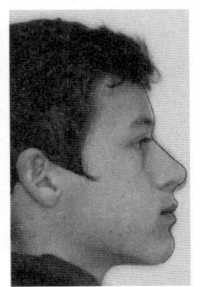

圖73：從十至十六歲接受前向矯正治療的進展。

卡恩也是美國生醫藥牙學會的成員，這代表了一種新興趨勢：以呼吸道為中心的牙醫師一致認為，無論治療是否會因此變得更困難、或是需要更長的時間，他們也絕不會選擇導致舌頭與呼吸道空間減少的治療計畫。因此，他們的治療起點不是牙齒的位置，而是呼吸，並以此作為優先考量來擬定治療策略。前向矯正學便是一種以呼吸道為核心的療法，不僅致力於保護呼吸道，也希望透過恢復理想的口腔休息姿勢來改善呼吸道，進而確保臉部的生長方式符合人類演化預設的前向生長。

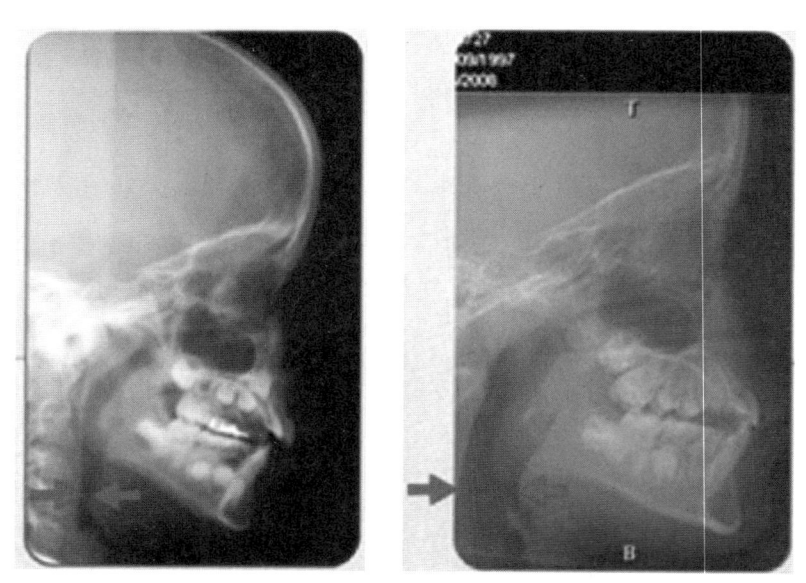

圖74：前向矯正治療可以明顯改善把空氣輸送到肺部的呼吸道空間。
（William Hang 提供）

BOX 6
齒顎矯正學與前向矯正學的差異

齒顎矯正學／口腔顎面外科	前向矯正學 = 正顎成長學
移動牙齒	改變臉部生長模式
六歲開始評估 第一階段約在九歲開始	出生後便可開始評估 從七歲開始就可積極治療
多為固定式矯正器 部分可拆卸式矯正器	有限地使用固定式矯正器 多為可拆卸式矯正器
後縮機制（把牙齒往後推）	前移機制（把牙齒往前拉）
重點放在下顎（下頷骨） 把上顎向後推 （頸部矯正頭套）	重點放在上顎（上頷骨） 促進上顎向前生長 （前向牽引矯正頭套）
有時需要拔牙 拔除智齒創造空間 容易復發牙齒擁擠	不拔恆齒 創造正常空間以容納智齒 有時還會留下多餘空間
積極治療二至三年， 終生需佩戴維持器	積極治療二年；接著半積極地治療至生長完成，無需配戴維持器
費用約六千美元（2015）	費用約一萬五千美元（2015）
忽略呼吸道	擴大呼吸道

忽略臉部比例	改變臉部，使其看起來更加飽滿
以矯正器材為主	以姿勢為主；重新訓練肌肉正確停放上下顎
由齒顎矯正醫師完成大部分的工作	高度依賴患者的配合

改變與齒顎矯正專業

令人遺憾的是，約翰·繆的觀點未被致力於口腔健康的專業人士們廣泛接受並付諸行動。為何這麼多的齒顎矯正醫師，沒有把注意力集中在口腔姿勢、飲食和呼吸道等問題上呢？首先，美國牙醫師往往是高度專業化的，用現在的專門術語來說，就是「各自為政」。某些牙醫專注於「鑽開洞、補好洞、收費用」，另一些牙醫則專注於排列牙齒的位置。從整體上看，牙醫這門學科原本就不強調以範圍更廣的方式治療，考慮患者包括行為在內的各種層面。

此外，不僅是健康領域的專業人士，幾乎所有專業領域的從業者都可能非常保守，即使面對大量相反的證據時也不例外。就算是最優秀的醫生，有時也可能延誤採用挽救生命的程序。其中一個經典案例便是塞麥爾維斯（Ignaz Semmelweis）和產褥熱（Childbed fever）的故事。塞麥爾維斯

是位匈牙利醫生，他在1840年代證明了這種危險的發燒症狀（當時在產科病房中，產褥熱導致了約10％的女性死亡，在某些情況下甚至高達30％），可透過醫生「仔細洗手」來完全根除。

然而，大多數醫生拒絕相信他的經驗證據，因為這跟當時的傳染病理論矛盾。當時還沒有巴斯德（Louis Pasteur）的細菌學理論，醫生們雖然知道疾病可以在人與人之間傳播，正如詹納（Edward Jenner）透過對人接種牛痘來對抗天花傳染，但他們對致病原因一無所知。許多人甚至相信小型動物（如蒼蠅等），可以從無生命物質（如垃圾）自發生成。塞麥爾維斯比當時大多數人更接近事實的真相：他認為這種疾病跟醫生在解剖屍體後，未洗手就為患者診治，自屍體上轉移至患者的微小顆粒有關。然而，他的觀點也威脅到醫生的形象，暗示了醫生本身可能就是危害的來源。結果就是女性在接下來的幾十年間繼續死亡，直到巴斯德和其他人徹底推翻了舊的傳染理論。曾經神祕的現象，如今被確認為女性產道的細菌感染所致。

齒顎矯正醫師不願改變的另一個原因，是關於顎骨和臉部如何演化與發育的一般性證據確實難以取得（齒顎矯正學本身在醫學文獻中也有同樣的問題）。不幸的是，我們沒辦法採用像約翰‧繆一樣的方法：我們無法比較幾百對同卵雙胞胎，對其中一位以奶瓶餵養、以商業嬰兒食品離乳，並採

用標準工業化社會下的飲食；而對雙胞胎中的另一位進行兩年的母乳哺餵、餵奶後將嬰兒嘴唇緊閉，並逐漸以耐嚼的食物來離乳，還進一步提供最少加工食品的飲食。很顯然地，我們必須以限制較多的非理想化研究取而代之，例如把研究的比較對象，改為從傳統社會移居到工業化社會的人和那些留在家鄉未移居的人；或者比較前工業社會的不同頭骨，與現代發達國家的頭骨等。另一方面，前向矯正在實際臨床治療上獲得的成果，已提供支持這種方法的大量證據。一般在宇宙學、生態學、古生物學、氣候學和人類行為等多種領域中，都已利用許多非實驗的方法，提供了豐富的理論見解。然而就像大多數醫生一樣，牙醫們幾乎都沒有接受過演化或科學研究方面的正確訓練。舉例來說，在雙胞胎研究中，約翰・繆被同事告知他的樣本數「太少」，但這並不一定正確；有時只比較一對同卵雙胞胎也能獲得有趣的訊息。

另一個因素是，我們在齒顎矯正學的技術與目標中，缺乏一些根本上的理解。舉例來說，我們提過「拔牙」可能導致呼吸道縮小，然而有些研究卻宣稱拔牙對呼吸道沒有影響；不過得出這種結論的研究設計已被證明是有缺陷的。[35]這些研究會在拔牙前以 X 光檢查呼吸道，過了幾年後再檢查，結果發現呼吸道並沒有變化。然而要真正評估拔牙的潛在影響，就必須檢查拔完牙二十年後的 X 光影像。拔牙通常會導致口腔容積逐漸縮小，[36] 進而減少舌頭的空間，使舌頭

更容易在平躺時向後倒落。儘管齒顎矯正界不斷為齒顎矯正治療與阻塞性睡眠呼吸中止症之間的關聯進行辯護，[37] 然而現在我們已有多項研究提供了確切證據，證明拔除單顆牙齒或較小的口腔尺寸，都與阻塞性睡眠呼吸中止症密切相關。[38]

就像所有生活在現代快節奏社會中的人一樣，對齒顎矯正醫師來說，專注於「長期」的影響同樣充滿挑戰性。此外，跟社會中許多人的情況類似，醫療專業人士對於「健康與環境整體的關係」通常沒有受過足夠的教育，他們的學習重點往往放在「治療」個別患者的疾病，而非消除導致健康問題的根本原因。不幸的是，在傳統齒顎矯正教育中，很少關注到呼吸道問題或其他相關的口腔顏面問題。

最後，想在齒顎矯正醫學（或其他許多專業領域）中採取新方法，往往需要花費大量時間和精力，這可能不符合資深業者的短期財務利益。[39] 要求人們改變自己習以為常的方式，尤其當這種改變可能帶來經濟上的損失時，通常都會遇上巨大的阻力。以持續性正壓呼吸機和智齒拔除手術為例，就能很清楚地顯示為何財務問題有時會影響到醫療決策。如果有人發明了一台很棒的持續性正壓呼吸器，並在製造上具財務優勢的話，將需要付出超乎常人的努力才能讓他克服建議病人使用該設備的偏好，或是鼓勵其他可能削弱該設備市場的長期解決方案。同樣地，口腔外科醫師顯然也有動機忽略某些問題，例如能為他們賺取大量收入的「預防性拔除智

齒」可能導致的口腔顏面問題。[40]

　　針對疑似的口腔顏面問題來挑選合適的健康專業人士，絕不是一項簡單的挑戰。因為這件事並沒有簡單的法則可言，而必須在做出選擇之前，跟專業人士討論一系列相關議題。截至目前為止，你應該已經瞭解了大部分的問題，例如牙齒美容治療對呼吸道的影響，醫療從業者對拔牙的看法等。如果你極其幸運，在孩子還小時就找到一位前向矯正醫師，那麼最大的問題可能就是你必須問自己──如果我的孩子需要幫助的話，我是否已經準備好，且願意投入大量的時間和金錢來治療孩子？而我的孩子是否願意親身參與一個致力於解決問題的長期計畫？這值得你花時間考量，因為你可能要讓你的孩子接受長達十年的治療（二年主動治療，隨後可能有八年的半主動治療），並承擔監督責任以及可能高達幾萬美元的花費（花費依保險內容、孩子的數量、所在地區與你所選擇的專業人士而定）。

第九章
改變文化，改善健康

根據前向矯正學的觀點（以及我們的看法），咬合不良的主要原因，似乎就是在兒童時期經常張口，以及長時間未能維持正確的口腔姿勢（尤其是睡眠時）。這些因素加上習慣性用口呼吸、較短的母乳親餵期、[1] 新的離乳食物、[2] 現代烹煮飲食及使用餐具等，都削弱了透過咀嚼硬物發展正確肌力的能力。[3] 加上現代人以室內生活為主，這些都是導致顏面發育異常的主要原因。這些問題只是一系列規模極大且相互關聯的難題中的一部分，其他難題還包括人口過剩、浪費性的消費模式以及氣候變遷等，都威脅著我們的孩子、孫子和我們自己。

更具體來說，這些問題屬於全球健康問題的一部分，其重點並不在預防，而是在疾病管理。事實上，就美國及世界上其他許多地區而言，或許該把自己的「醫療系統」（health care）改名為「修復系統」（health repair），* 會更為誠實一

---

* 譯注：指現代醫療體系偏向在疾病發生後，再想辦法解決，而非管理疾病背後的根本原因。

些。[4] 這就是真正促進健康，與其他更常見的醫療政策（即事後管理疾病）之間的區別；後者在美國[5]及其他地方[6]造成了巨大的經濟負擔。若能改以預防為主，便可大幅降低這筆巨額的成本。

就健康問題來說，「預防勝於治療」的原則一再證明其正確性，就像當今社會所面臨的，被稱為「人類困境」[7]的許多環境問題一樣。氣候變遷若能及早加以限制，其成本絕對遠低於目前的氣候災難所引發的代價；提前「限制」有毒物質和溫室氣體的排放，一定會比等到它們成為全球威脅後，再來嘗試回收要容易得多；如果我們能把經費投入於計畫生育服務和減少浪費性消費，比起未來承擔人口過剩、過度消費及可能的文明崩潰所帶來的可怕代價，一定會更經濟也更安全。[8]

在本書中，我們已見識到科技文化的實踐（例如約翰‧繆的研究）以及早期的介入治療，可以在預防未來口腔與臉部問題這方面，帶來巨大的差異。同時，我們也看到了許多成年人及較年長兒童的父母，在尋求有效治療時所面臨的困境。我們的社會到底應該如何改變，未來的父母才能在尋求幫助時擁有更好且更明確的抉擇，降低他們的孩子未來需接受其他治療的可能性呢？

很明顯地，大多數人都需要戴牙齒矯正器，但這不該是成長過程中的必然結果。我們可以幫孩子採取一些行動來

避免這種需求。我們希望你現在已經得出結論，在出現治療的需求時，正顎成長療法、前向矯正療法或是以呼吸道為核心的齒顎矯正療法，都是相當重要的考量方向。然而，要找到一位能協助你不戴矯正器，或是提供有關「各種選擇及其可能後果」的中肯訊息的專家，並不容易。如果你曾上網搜尋或諮詢當地的健康社群，幾乎可以確定你很難找到關於前向矯正療法、正顎成長療法或口腔姿勢治療師（oral-postural therapist）的資訊。

在醫療和牙科領域的醫師，均有義務讓患者瞭解替代的治療方案。當存在可行的替代方案時，執業者至少必須讓患者知道其存在，並解釋每種可行選擇的利弊。讓患者獲得其他意見的機會，也應該被擺在檯面上，供患者選擇。

目前，齒顎矯正醫師提供的選擇可能會包括「如果想要牙齒整齊，我們需要拔掉一些牙齒；如果你想保留所有牙齒的話，牙齒就無法完美排列」。他們還可能提供的另一種選擇是透過手術擴大上下顎，以便讓牙齒有足夠的空間整齊排列；不過由於疼痛及高昂的費用，這類選擇當然不太受歡迎。然而，齒顎矯正醫師很少提供的一種選項是「讓孩子在年幼時刺激顎骨生長，並在整個發育期間維持這種平衡的生長」。嚴格來說，這種方法才是最有效的。即使需要更長的時間、更高的費用以及患者的更多配合，也應該將這種矯正方式視作選項之一介紹給患者。約翰‧繆甚至曾經進行抗

議，要求全面性地告知這項作法。也就是說，應該告知人們所有可用的替代治療方案，尤其是那些被建議進行牙科或下顎手術的人。因為這攸關孩子的福祉，正如約翰‧繆所說。

簡而言之，為了讓這種更合適的選擇能夠普及且負擔得起，我們認為需要實現以下幾點：

> 首先，大眾應被告知關於社會中口腔與臉部問題的規模，以及預防方法的存在，還有所有潛在「治癒或至少改善」治療方案的完整資訊。

> 其次，醫療專業人士應接受相關教育，以便與那些

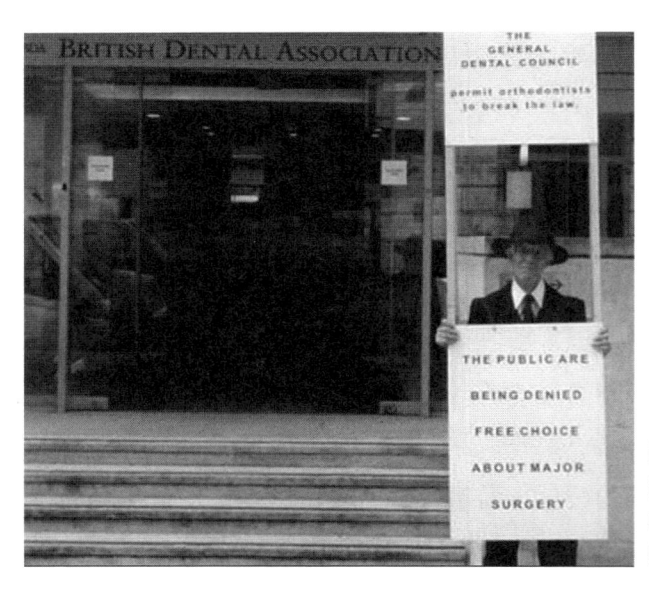

圖75：約翰‧繆舉牌抗議，要求進行齒顎矯正改革。

有潛在或已存在的口腔與臉部問題的患者,進行全面性的溝通,讓患者瞭解其治療選擇。

第三,前向矯正療法應成為齒顎矯正的主要選項之一,因為這是唯一全面考慮治療對呼吸道影響的療法分支。我們必須採取措施來大幅增加接受前向矯正正規訓練的專業人士數量。這也就表示相關機構,尤其是醫學及牙醫院校,應該將此類培訓納入其課程內容,讓所有牙醫師都能瞭解前向矯正療法、口腔休息姿勢的相關問題、演化生物學的基本原理,以及基因和文化在口腔和臉部健康中相互作用的批判性理解。[9]

牙醫應接受培訓,將自己視為口腔醫師,亦即牙醫的責任不僅限於牙齒的排列和健康,還應該涵蓋評估患者口腔姿勢和睡眠模式等方面。牙醫也應該與其他專科醫師,尤其是耳鼻喉科醫師和睡眠專科醫師加強合作,整合各自領域的知識,為患者提供更好的服務。舉例來說,用口呼吸帶來的多方面問題,便值得共同深入研究。同時,小兒科醫師和家庭醫師也應該要更瞭解口腔和臉部健康的問題,以便提早發現幼年患者的潛在問題,並在必要時轉介給專科醫師。

前向矯正醫師的缺乏與新專家的培訓

在有效解決口腔和臉部健康問題這方面，其中一個關鍵問題便是必須增加合格的「前向矯正醫師」的數量，也要更加重視前向矯正醫學觀點的基礎。我們可以從牙齒矯正器的發展史中得到一些啟示。三十年前，卡恩住在墨西哥城的母親，經常指著戴矯正器的孩子說：「看，她在嘴裡戴了一輛福斯汽車。」因為在當時，齒顎矯正治療是一種相當昂貴的奢侈療程。然而到了現在，各種牙齒矯正器，包括隱形可拆卸的牙套，幾乎已在所有工業化社會的中產階級裡普遍使用。越來越多人開始關注到牙齒擁擠所帶來的潛在負面影響，促使牙齒矯正器產業的變革，尤其是在價格方面的降低。因此在過去幾十年來，齒顎矯正治療（戴矯正器）已被廣泛接受。現在我們需要的，就是在前向矯正醫學和口腔休息姿勢方面，也能進行類似的文化轉變。

目前社會中的醫療專業人士，多半是由醫學和牙醫的大學高等教育計畫所培養，所以這就是文化變革應該發生的首要場所。大學臨床課程必須引入前向矯正醫師的專業培訓，這些培訓的規模應與目前提供給齒顎矯正專科醫師的培訓相當。按照現行醫療與牙醫專業的培訓模式，住院醫師應在多位前向矯正醫師的指導下研究新的病例。畢業後，新進的住院醫師便可以接手不同治療階段的患者，同時繼續展開並監

督新病例的治療。基本上，標準的齒顎矯正學訓練都應該要包含前向矯正學的內容。

這種改變將有助於消除目前使前向矯正學難以普及的障礙。由於這類技術尚未在正式的教育體系中教授，而且其複雜程度也非大多數私人診所醫師所能掌握，因此從事前向矯正治療的執業醫師非常少見。一般醫師研討會中常見的週末酒吧課程*並不足以學習前向矯正醫學，因此，目前僅有的學習途徑，可能只有短期且非實際操作的「短期進修課程」。然而，前向矯正學所涉及的「生長引導」，本身就是一項緩慢的過程，並不適合這種短期學習方式。與安裝矯正器並定期檢查的一般齒顎矯正牙醫相比，由於前向矯正療程中的診療時間長、次數頻繁且密集，因此醫師需要花很長時間才能完整地從頭到尾診治一位患者。如果治療完全依賴一位醫師，將會需要投入大量時間並承擔沉重的責任，進而導致高額的診療費用。所以在目前的情況下，就前向矯正治療的單一執業者來說，他必須在多年內熟練掌握這項技術，並為大量患者持續提供服務。這種情況不僅耗費心力，通常也難以實現。目前，前向矯正治療執業者如此嚴重稀缺，甚至還發生過有位女士因無法在美國為兩個患有嚴重用口呼吸問題的

---

* 譯注：英國學術傳統中，研討會結束後會前往酒吧，一邊飲酒一邊非正式地繼續談論相關學術話題。

女兒找到合格的醫療協助，不得不舉家搬遷到倫敦，以讓女孩們接受約翰·繆與麥克·繆的治療。

如果在未來，不論診療機構或私人集團診所都能提供這種全面的照護，就算治療費用較高，這種缺點也將因前向矯正醫學的治療效果而得到補償。然而，前向矯正治療所需的時間投入以及其他難題，也凸顯了我們必須同步改變社會的普遍文化習慣，先一步預防大多數咬合不正及相關健康問題的發生。

預防

如果前向矯正醫學的觀念能夠深入人心，幼稚園和托兒所的教師便可以在協助醫療專業人員和家庭的過程中，投入一點時間來進行 GOPex 飲食、計數（咀嚼次數或計時）和朗讀數字等活動。這種作法將有助於推動文化規範方面的積極轉變，最終讓每個人都能瞭解口腔顏面健康的問題及其預防方法。這樣做的額外好處是，受到傳統啟發的 GOPex 練習對於提升閱讀、語言和溝通能力等方面都很有幫助，能讓孩子更有信心，鼓勵他們更加關注自己在眾人面前的表現。

雖然大家口頭上經常提到「預防重於治療」，但由於牽動各方利益，很少會實際付諸行動。然而本書主要探討的正是如何預防那些困擾我們的疾病：例如我們的飲食方式

和良好的口腔姿勢,這些都是以預防為主。神經學家帕爾穆特(David Perlmutter)在《穀物大腦》(*The Grain Brain*)一書中說過:「我們的目標不是呼喚國王的所有馬匹和士兵來幫忙,而是在災難來臨之前,引導蛋頭先生(Humpty Dumpty)*從牆上走下來。」[10] 目前我們能做的,就是從每個家庭開始預防,作為解決我們「如何吃和如何休息」難題的主要方法。這雖然不是一個完整的解決方案,但至少是一個起點。

當然,最明顯的預防措施往往是目前最不可能採取的措施:回歸過去的飲食方式(或至少是改良過的現代版本)。

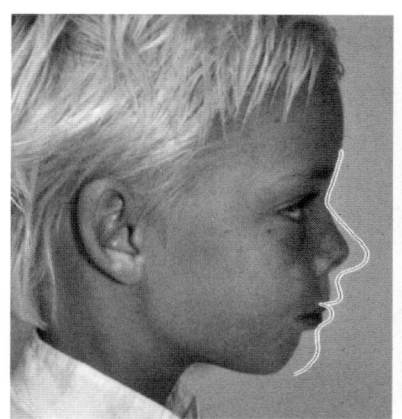

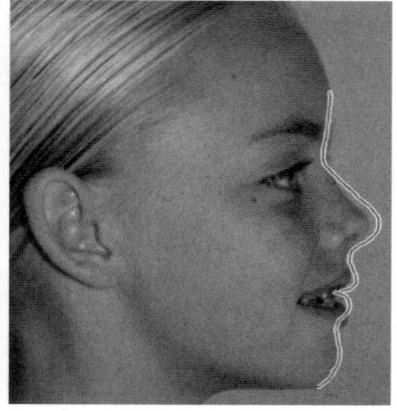

圖 76:這位小女孩展示了矯正口腔姿勢及整體姿勢的效果。
(Marvin Van Der Linde 提供)

---

* 譯注:出自《鵝媽媽童謠》,坐在城牆上摔下來的矮胖子。

拋棄速食和罐頭湯，扔掉叉子、湯匙和筷子。讓冰淇淋融化，甚至把乳房的重點回歸為嬰兒的食物來源，而非娛樂時尚的用途；關閉嬰兒食品工廠，將大口咀嚼堅硬食物的動作變成禮儀課的首要建議等。這些作法必將徹底顛覆現有社會。想像一下這個場景：爸爸要求小朋友拿起半隻雞或帶骨烤肋排，鼓勵他們用牙齒直接咬下一塊肉，或是邊用牙齒咬住肉，邊用刀把肉割開。

我們已經討論了朝這種方向的努力，[11] 也談論了實行的難處。[12] 很顯然地，這一切絕不可能一蹴而就。但任何人都可以明顯看出，其中某些步驟有助於將目前的下顎和臉部發育，恢復到傳統的發育軌跡。年幼的孩子可能無法自行切下咬得動的肉塊，但媽媽可以將較硬的肉切成小塊，觀察小孩咀嚼。許多蔬菜也可以如此處理，甚至當孩子年齡夠大、足以使用餐具時，許多蔬菜都可以生食，或略微燙熟即可食用，所以我們必須多加考慮為孩子們提供的食物類型和食用方式。

文化轉變的需求

當然，在現代工業社會中，大多數人都無法理解這種臉部生長扭曲的普遍現象、睡眠呼吸中止症的擴散、佩戴牙齒矯正器的孩子數量增加，或是其他口腔顏面流行病的症狀。

這些問題都可追溯到大多數人吃東西的方式、嘴巴休息時的姿勢及工業化環境中的其他因素。人們傾向於接受自己成長的環境，將其作為標準，但普遍現象並不一定就是「正常」或健康的。已有越來越多的證據顯示，社會上有相當數量的人，應該可以擁有更健康的口腔顏面狀況，也能避免由其衍生出來的許多健康問題。事實上，如果我們能把如何正確進食的知識，推廣為整個文明的首要任務，就能對不斷增加的睡眠呼吸中止症流行問題（而且可能也對心臟病、精神衰退等其他疾病造成各種影響）帶來巨大的改善。許多孩子和他們的家庭若能得到幫助，在更好的環境下生活，便可完全避免由於不良口腔姿勢產生的醫療後果，以及各種昂貴的矯正費用。

朝這個方向發展的一個明顯需求是：我們應該收集更多關於咬合不正問題「實際規模」的資訊。雖然我們堅信這個問題非常嚴重，但它仍舊只能算是基於零散證據所做的有根據的猜測。某些政府的嚴謹調查可以為那些主張改變飲食和呼吸習慣的人提供重要的支持，例如在問題的規模方面，可以從無法得到良好睡眠的孩子數量中看出。舉例來說，魁北克大學三河分校的睡眠專家圖切特（Evelyne Touchette）便表達了她的擔憂：

在澳洲、美國、義大利和以色列進行的大型流行病

學研究發現，大約有 30% 的學齡前兒童有睡眠方面的問題。持續的睡眠問題會影響孩子各個方面（身體、認知、社會）的發展，並可能對早期的親子關係產生負面影響。因此，我們必須確定可能造成或妨礙良好睡眠的因素，以便對兒童的睡眠問題進行治療。[13]

如我們所見，兒童的睡眠障礙也包括了尚未接受診斷的阻塞性睡眠呼吸中止症，這對他們口腔顏面發育有著相當不利的影響。[14] 不過，造成兒童失眠的原因很多，目前尚不清楚異常口腔顏面發育造成的失眠在其中所佔的比例，正如我們非常認同的一項研究所說：

> 口腔健康問題，跟許多重要的慢性疾病（例如心血管疾病、癌症）和狀況（例如受傷）有共同的風險因素。當這些疾病有類似的起因時，針對每種疾病進行單獨研究是相當浪費的做法。因此，若能與其他以促進健康為目標的領域合作，便可以避免重複工作，提高效率和效能，而且也能有系統地共享資訊來減少孤立性。另一個必須合作的原因，則是因為在所有疾病中，負擔最重的群體往往是那些貧困或被社會邊緣化的群體。[15]

法律的變革也可以在促進文化演進這方面發揮作用。例如像禁菸這樣的變革，一開始並不受歡迎，然而現在，反對吸菸的想法在我們的社會中已經逐漸變得普遍。而在母乳哺育方面，美國各州和聯邦都通過各種法律，讓婦女可以合法在全美公共場所進行哺乳，[16] 這種作法可以讓母乳哺育更普遍（尤其是在少數族裔婦女中）。[17] 大規模的文化變革相當難以實現，但像種族隔離的廢除、同性戀的權利和減少吸菸等運動，最終都獲得了成功，這一再證明了文化變革確實可以實現。

　　透過公共教育的努力和政治行動（例如在學校董事會選舉期間，為新的教育計畫進行宣傳），鼓勵良好口腔姿勢的重要性（包括採用支持正確姿勢的教室椅子），[18] 都可以作為學校早期課程的一部分。[19] 我們還可以努力讓更多學校的餐廳提供更營養且富有咀嚼性的食物，並在學校提供可讓全體學生建立健康營養和正確口腔姿勢知識的課程。而我們在此討論的問題也可以融入健康和體育活動中。儘管在實施這些作法時，必須瞭解種族和經濟階級差異的重要性。舉例來說，貧困和少數族裔兒童的飲食中，軟質速食所佔的比例較高，這點與經濟優勢群體相比更為明顯。[20] 另一個例子是一般人普遍接受的錯誤觀念，即認為肥胖是源於「缺乏自制能力」的看法，阻礙了應該採取社會行動的努力──像是我們應該對含有超量糖分的食品課稅、控制學校餐廳中的垃圾食

品供應、補貼貧困地區的商店以銷售更多未加工食品等，這些措施才能有效預防肥胖。[21]

人類天生具備模仿能力，而且適應群居生活，這就表示我們會藉由社會學習——透過簡單的觀察和指導來獲取知識，這也有助於改善口腔姿勢問題。因為人類透過模仿來彼此學習的能力非常強大，我們希望能藉此產生一波自我延續的「姿勢改革」浪潮。考量到現今社會的主要特性：我們已成為網路文化的一環，不斷在手機上互相交談、拍攝自己的照片和食物加以發布，甚至在手機或 iPad 上永無止境地玩著各種遊戲等。這種網路文化正面臨著一場「完美風暴」，各種環境和社會問題相互競爭著解決方案。所以我們也可以從一些微小的文化改革開始加入競爭，例如關於幼兒飲食和口腔姿勢的關係，以及回歸一些理想的過去做法，可能就有助於解決一些最嚴重的問題，也就是涉及到口腔顏面健康及其後果的問題。孩子們很容易就能理解，並透過網路協助我們傳播這些簡單基本的理念：不光是「你吃什麼，就會變成什麼」，還包括「你如何吃以及如何讓嘴巴休息，就會變成什麼。」

遊戲也可以用來改善社會。我們可以開發一些遊戲，協助改變大眾對於健康與外貌之間關聯的認識與態度。這種遊戲很可能促成較為長期的關注，進而讓前向矯正計畫發揮作用。既然孩子們會花大量時間進行虛擬的活動，何不藉此機

會加入一些技巧和設計，以對抗「姿勢」的問題（例如許多人長期上網所產生的駝背問題）？

對這個社會進行改革顯然是困難的挑戰，但最重要的是我們「每個人」能做點什麼？針對我們討論到的社會、環境問題等，我們總是可以積極參與其中。然而比起對政客施壓以解決氣候變遷，在某些情況下，我們還可以直接採取行動，為孩子的生活帶來重大的積極變化。例如對自己的孩子和孫子，或是跟有年幼孩子的朋友、鄰居和熟人等，討論我們提出的口腔流行病問題。

如果國家的治理以尊重所有人民為前提，並密切關注公共健康與環境的永續性，包括人們吃什麼和如何吃的話，或許我們就有機會建立必要的制度，以減少食物危機中的「不平等取得」因素（人們因貧窮而受苦和挨餓），並藉此改善所有人的健康和營養狀況。一個擁有豐富「社會資本」的文化，會是個擁有許多合作社交網絡、互惠規範、與鄰居認識和互動的時間、高信任度、活躍的志願組織，且不平等情況相對較少的社會。在這樣的社會中，關於口腔顏面健康的訊息，便很容易透過大眾媒體，包括健康新聞、雜誌、網站等方式傳播。

人們會因此更加注意到像是用口呼吸、下巴後縮、鼻塞、臉頰腫脹等問題，以及電影明星如何吞嚥之類的新聞。必須接受複雜治療的人，也更容易找到並加入相關的支持小

組。人們不再需要花費大量時間和金錢來取得適當照護；讓食品安全和健康飲食也可以成為常態。例如目前已有證據證明，觀察一個人的社交網絡狀況，便能判斷他是否容易肥胖或減重成功，[22] 而且親友之間的行為承諾（例如約定一起減肥）[23] 和疾病觀察（觀察親友的健康狀況），[24] 也會影響健康狀況。

因此，我們有理由相信，如果有足夠的社會資本，父母訓練孩子如何正確飲食和保持口腔休息姿勢的行為便可以在親朋好友之間傳播開來，創造出一場更容易呼吸也更加健康的流行。

在口腔健康領域中，其他飲食問題同樣普遍存在，包括人為的餵養習慣、不合適的離乳飲食、未加工飲食的選擇有限，以及長時間處在過敏原和汙染嚴重的封閉空間等。[25] 雖然這些問題大多可以預防，卻很少得到處理。這些問題，再加上現代在存在於全球範圍內的合成化學毒素（包括雖然劑量很小，卻可能對人體有害的環境荷爾蒙），充斥在我們呼吸的空氣、飲用水和食物中，這很可能共同造成了一連串與飲食相關的健康與外貌問題。如我們所見，這些因素可能跟心臟病、氣喘、注意力不足過動症、睡眠呼吸中止症、性功能障礙、智力缺陷和其他疾病的發病率有關。就算這些疾病的發病率增加幅度不大，但疊加在一起，就會成為一個龐大且日益嚴重的社會問題。

在缺乏「協同行動」的情況下，這些問題很可能傾向於惡化。從全球範圍看，影響我們如何進食的重要因素，就是人們能獲得的食物。到 2050 年時，全球人口將增加超過二十億人，這個數量比 1930 年時的全球總人口還多，而且大多數增加的人口都來自貧窮國家。屆時他們必須面對許多危險因素，包括氣候變遷、水資源枯竭、土壤侵蝕、有毒化學物質擴散、授粉昆蟲滅絕和難以防治的自然蟲害等，這些問題都會讓提供充足且高質量的食物給如此龐大的人口，變得更加困難。[26]

　　隨著地球上越來越多的人口，需要更多的熱量和動物蛋白，[27] 讓現有的食物供應問題越加嚴峻。因此，當大量新增人口趨向城市化，因此被迫生活在狹小的室內空間，暴露於工業化的飲食方式下時，與口腔顏面健康相關的疾病更可能隨之增加。

　　從農業基礎到營養學，包括我們應該吃什麼食物等，已有許多人深入瞭解這些「食物問題」的各種層面。然而，我們現在需要瞭解的是我們「如何吃、如何呼吸、在哪裡呼吸以及嘴巴如何休息」的重要性。正如你現在已經理解到的，這些方式都會影響到孩子的臉部形狀、是否需要戴牙齒矯正器、睡眠時是否會像成年人一樣打鼾、他們的生活步調以及生活品質，甚至會影響將來的壽命長短。很明顯地，我們需要一起努力，讓大家知道這個隱藏的流行病。就像我們必須

一起努力解決「人類困境」裡的其他問題一樣（例如環境汙染、溫室現象……），每個人都應該出一份力，讓這場行動得以成功。

作者簡介

桑德拉・卡恩（Sandra Kahn）擁有牙科醫學博士（DDS）、齒顎矯正學碩士（MSD），是美國齒顎矯正學委員會的認證專家，擁有二十二年臨床經驗，治療過數千名病人，而且幾乎全部都是兒童。她曾任職於史丹福大學和加州大學舊金山分校的顱顏畸形團隊，並且在國際間擔任教學和講座工作。

卡恩在多年使用傳統矯正技術的行醫過程中，漸漸感到沮喪。雖然按照專業標準，她的治療「結果」是令人滿意的，但這些效果只是暫時的，必須長期使用維持器把牙齒固定在新位置上──就像其他齒顎矯正醫師一樣，她的治療只是暫時緩解症狀，而非治癒。所以，當她的兒子伊藍開始出現呼吸道問題的徵兆，包括打鼾和用口呼吸的姿勢時，她開始探索一種名為前向矯正（forwardontics）的替代性矯正療法。這種療法有助於促進臉部發育，使牙齒不再擁擠，同時增加呼吸道的空間，進而防止打鼾和睡眠呼吸中止症。

如今她專注於將前向矯正療法應用於兒科，預防長期睡眠呼吸中止症。

保羅・R・埃利希（Paul R. Ehrlich）是史丹福大學人口

研究榮譽教授暨保護生物學中心主任。他的研究涵蓋了人口基因學、遺傳與文化演化、人口與環境等領域,已經出版了約五十本書和一千多篇文章。他進行過針對蝴蝶、鳥類、哺乳動物、珊瑚魚、蟎蟲和人類等不同動物行為和生態的田野實驗和觀察。他是共同演化學的共同創始人,他最為人所知的研究就是對人類困境的多項分析,尤其是「過多人口、過度消耗和不平等」扮演的角色。

在空閒時間裡,他也是NBC新聞的特派員,曾上千次在媒體前露面,包括登上著名的《強尼卡森今夜秀》(*Tonight Show with Johnny Carson*)節目超過二十次。

他的榮譽頭銜包括美國國家科學院院士、美國藝術與科學學會院士、英國皇家學會外籍成員、倫敦皇家昆蟲學會榮譽院士、美國生態學會卓越生態學家獎、加州科學學會院士獎、瑞典皇家科學院貝耶爾研究所(Beijer Institute)院士、馬加萊夫生態學與環境科學獎(Margalef Prize in Ecology and Environmental Sciences)、泰勒環境成就獎、A.H.喜力博士環境科學獎(Dr. A. H. Heineken Prize for Environmental Sciences)、國家奧杜邦學會百位環保英雄、沃爾沃環境獎(Volvo Environment Prize)、國際熱帶生態中心世界生態學獎、聯合國環境計劃笹川環境獎、海因茨環境獎(Heinz Award for the Environment)、核子時代和平基金會傑出和平領袖(Nuclear Age Peace Foundation)、朝日玻璃基金會藍色

星球獎（Blue Planet Prize of the Asahi Glass Foundation）、日本 AAAS ／科學美國人科學服務獎、聯合國全球五百名榮譽名單、美國人文學會榮譽終身會員、美國生物科學學會傑出科學家獎，以及瑞典皇家科學院克拉福德人口生物學與生物多樣性保護獎（Crafoord Prize in Population Biology and Conservation of Biological Diversity，相當於在無頒發諾貝爾獎的領域中所能獲得的最高榮譽獎項）。

保羅・埃利希和桑德拉・卡恩的關係不只是和雙方的伴侶一起參加餐會。桑德拉・卡恩和大衛・雷文索因為對於拯救與我們共存於地球上的動植物和微生物的關心，而結識了保羅・埃利希和安妮・埃利希。桑德拉・卡恩和大衛・雷文索創立了一個保護組織「從雨林到礁岩」（RAINFOREST 2 REEF）；作為生態學家、演化學家和保護生物學家的保羅・埃利希和安妮・埃利希，則透過一位同事與另外兩人相識。他們的共同興趣很快就促成了家庭之間的友誼，並衍生出這本書。這本書因此成為四位朋友共同促成的智慧結晶，結合了深厚的友誼，共同的興趣，以及對於拯救無數兒童的未來、讓他們免於承受尚未被普遍認知的缺陷的共同希望。

注釋

前言

1. W. Proffit, H. J. Fields, and L. Moray. 1998. Prevalence of malocclusion and orthodontic treatment need in the United States: Estimates from the NHANES III survey. *Int J Adult Orthodon Orthognath Surg.* 13: 97–106.
2. E. Josefsson, K. Bjerklin, and R. Lindsten. 2007. Malocclusion frequency in Swedish and immigrant adolescents—influence of origin on orthodontic treatment need. *The European Journal of Orthodontics* 29: 79–87.
3. In his lecture "The melting face"; retrieved on February 20, 2016, from www.youtube.com/watch?v=NvoX_wEtwDk.
4. Guilleminault and R. Pelayo. 1998. Sleep-disordered breathing in children. *Annals of Medicine* 30: 350–356.
5. R. A. Settipane. 1999. Complications of allergic rhinitis. *Allergy and Asthma Proceedings:* 209–213.
6. 本書所有版稅將用於支持與本書主題相關的工作，使人類在快速變化的環境中的生活更加美好。
7. P. Gopalakrishnan and T. Tak. 2011. Obstructive sleep apnea and cardiovascular disease. *Cardiology in Review* 19: 279–290; M. Kohler, J. Pepperell, B. Casadei, S. Craig, N. Crosthwaite, J. Stradling, and R. Davies. 2008b. CPAP and measures of cardiovascular risk in males with OSAS. *European Respiratory Journal* 32: 1488–1496; H. K. Yaggi, J. Concato, W. N. Kernan, J. H. Lichtman, L. M. Brass, and V. Mohsenin. 2005. Obstructive sleep apnea as a risk factor for stroke and death. *New England Journal of Medicine* 353: 2034–2041.
8. J. I. Silverberg and P. Greenland. 2015. Eczema and cardiovascular risk factors

in 2 US adult population studies. *Journal of Allergy and Clinical Immunology* 135: 721–728. e726.

9. A. Qureshi, R. D. Ballard, and H. S. Nelson. 2003. Obstructive sleep apnea. *Journal of Allergy and Clinical Immunology* 112: 643–651 A. Sheiham. 2005. Oral health, general health and quality of life. *Bulletin of the World Health Organization* 83: 644–644; A. Sheiham and R. G. Watt. 2000. The common risk factor approach: A rational basis for promoting oral health. *Community Dentistry and Oral Epidemiology* 28: 399–406; R. G. Watt and A. Sheiham. 2012. Integrating the common risk factor approach into a social determinants framework. *Community Dentistry and Oral Epidemiology* 40: 289–296; and Matthew Walker. 2017. Sleep the good sleep: The role of sleep in causing Alzheimer's disease is undeniable; here's how you can protect yourself. *New Scientist October* 14–20: 30–33.

10. Y. K. Peker, J. Hedner, J. Norum, H. Kraiczi, and J. Carlson. 2002. Increased incidence of cardiovascular disease in middle-aged men with obstructive sleep apnea: A 7-year follow-up. *American Journal of Respiratory and Critical Care Medicine* 166: 159–165.

11. Y. Peker, J. Carlson, and J. Hedner. 2006. Increased incidence of coronary artery disease in sleep apnoea: A long-term follow-up. *European Respiratory Journal* 28: 596–602.

12. A. Qureshi, R. D. Ballard, and H. S. Nelson. 2003. Obstructive sleep apnea. *Journal of Allergy and Clinical Immunology* 112: 643–651.

13. G. Andreou, F. Vlachos, and K. Makanikas. 2014. Effects of chronic obstructive pulmonary disease and obstructive sleep apnea on cognitive functions: Evidence for a common nature. *Sleep Disorders* 2014.

14. Retrieved on February 2, 2016, from http://bit.ly/1OFUnjm.

15. Kirsi Pirilä-Parkkinen, Pertti Pirttiniemi, Peter Nieminen, Heikki Löppönen, Uolevi Tolonen, Ritva Uotila, and Jan Huggare. 1999. Cervical headgear therapy as a factor in obstructive sleep apnea syndrome. *Pediatric Dentistry* 21: 39–45.

16. A.Gibbons. 2014. An evolutionary theory of dentistry. *Science* 336:973–975; J. C. Rose and R. D. Roblee. 2009. Origins of dental crowding and

malocclusions: An anthropological perspective. *Compendium of Continuing Education in Dentistry* 30: 292–300.
17. Ron Pinhasi, Vered Eshed, and N. von Cramon-Taubadel. 2015. Incongruity between affinity patterns based on mandibular and lower dental dimensions following the transition to agriculture in the Near East, Anatolia and Europe. *PLoS ONE* 10:e0117301. doi:0117310.0111371/.
18. C. S. Larsen. 2006. The agricultural revolution as environmental catastrophe: Implications for health and lifestyle in the Holocene. *Quaternary International* 150: 12–20.
19. Y. Chida, M. Hamer, J. Wardle, and A. Steptoe. 2008. Do stress-related psychosocial factors contribute to cancer incidence and survival? *Nature Clinical Practice Oncology* 5: 466–475.
20. F. Silva and O. Dutra. 2010. Secular trend in malocclusions. *Orthod Sci Pract* 3: 159–164.
21. M. P. Villa, E. Bernkopf, J. Pagani, V. Broia, M. Montesano, and R. Ronchetti. 2002. Randomized controlled study of an oral jaw-positioning appliance for the treatment of obstructive sleep apnea in children with malocclusion. *American Journal of Respiratory and Critical Care Medicine* 165: 123–127.

第一章
從原始人的大嘴到現代人的咬合不正

1. R. S. Corruccini, G. C. Townsend, L. C. Richards, and T. Brown. 1990. Genetic and environmental determinants of dental occlusal variation in twins of different nationalities. *Human Biology*: 353–367.
2. H. Huggins. 1981. *Why raise ugly kids?* Westport, CT: Arlington House.
3. S. Kahn and S. Wong. 2016. *GOPex: Good Oral Posture Exercises.* Self-published.
4. G. Catlin G. 1861. *Shut Your Mouth and Save Your Life* (original title: *The Breath of Life*). Wiley. (Kindle location 94)
5. 同上。(Kindle location 83–92)
6. Gapminder. Is child mortality falling? Retrieved on October 26, 2017, from http:// bit.ly/1YkmSJc; http://bit.ly/1UsQfDE; http://bit.ly/1U767kT.

7. Anders Olsonn, 2015, Shut your mouth and save your life. *Conscious Breathing* Available at http://bit.ly/1tjm0sp.
8. G. Catlin. 1861 *Shut Your Mouth and Save Your Life* (original title: *The Breath of Life*). Wiley. (Kindle location 210)
9. 同上。
10. 同上。
11. 同上。 (Kindle location 806)
12. Anders Olsonn, 2015, Shut your mouth and save your life. *Conscious Breathing* Available at http://bit.ly/1sA7JaA.
13. J. Goldsmith and S. Stool. 1994. George Catlin's concepts on mouth breathing as presented by Dr. Edbard H. Angle. *Angle Orthodont.* 64: 75–78.
14. Peter W. Lucas, Kai Yang Ang, Zhongquan Sui, Kalpana R. Agrawal, Jonathan F. Prinz, and N. J. Dominy. 2006. A brief review of the recent evolution of the human mouth in physiological and nutritional contexts. *Physiology & Behavior* 89: 36–38.
15. S. Harmand, J. E. Lewis, C. S. Feibel, C. J. Lepre, S. Prat, A. Lenoble, X. Boës, R. L. Quinn, M. Brenet, and A. Arroyo. 2015. 3.3–million-year-old stone tools from Lomekwi 3, West Turkana, Kenya. *Nature* 521: 310–315.
16. Personal communication. August 10, 2015.
17. D. Lieberman. 2013. *The Story of the Human Body: Evolution, Health and Disease*. Penguin UK. (Kindle location 5176)
18. O. Mockers, M. Aubry, and B. Mafart. 2004. Dental crowding in a prehistoric population. *The European Journal of Orthodontics* 26: 151–156.
19. R. Sarig, V. Slon, J. Abbas, H. May, N. Shpack, A. Vardimon, and I. Hershkovitz. 2013. Malocclusion in early anatomically modern human: A reflection on the etiology of modern dental misalignment. *PLoS ONE* 8: DOI: 10.1371/journal.pone.0080771.
20. D. Normando, J. Faber, J. F. Guerreiro, and C. C. A. Quintão. 2011. Dental occlusion in a split Amazon indigenous population: Genetics prevails over environment. *PLoS ONE* 6: e28387.
21. J. P. Evensen and B. Øgaard. 2007. Are malocclusions more prevalent and severe now? A comparative study of medieval skulls from Norway. *American*

Journal of Orthodontics and Dentofacial Orthopedics 131: 710–716; J. C. Rose and R. D. Roblee. 2009. Origins of dental crowding and malocclusions: An anthropological perspective. *Compendium of Continuing Education in Dentistry* 30: 292–300; and R. S. Corruccini and E. Pacciani. 1989. "Orthodontistry" and dental occlusion in Etruscans. *The Angle Orthodontist* 59: 61–64.

22. J. P. Evensen and B. Øgaard. 2007. Are malocclusions more prevalent and severe now? A comparative study of medieval skulls from Norway. *American Journal of Orthodontics and Dentofacial Orthopedics* 131: 710–716.

23. B. Mohlin, S. Sagne, and B. Thilander. 1978. The frequency of malocclusion and the craniofacial morphology in a medieval population in Southern Sweden. *Ossa* 5: 57–84.

24. L. Lysell. 1958. A biometric study of occlusion and dental arches in a series of medieval skulls from northern Sweden. *Acta Odontologica Scandinavica* 16: 177–203.

25. C. L. Lavelle. 1972. A comparison between the mandibles of Romano-British and nineteenth century periods. *American Journal of Physical Anthropology* 36: 213–219.

26. C. Harper. 1994. A comparison of medieval and modern dentitions. *The European Journal of Orthodontics* 16: 163–173: and C. L. Lavelle. 1972. A comparison between the mandibles of Romano-British and nineteenth century periods. American Journal of Physical Anthropology 36: 213–219.

27. Robert S. Corruccini. 1984. An epidemiologic transition in dental occlusion in world populations. *Amer. J. Orthod.* 86: 419–426; and F; Weiland, E. Jonke, and H. Bantleon. 1997. Secular trends in malocclusion in Austrian men. *The European Journal of Orthodontics* 19: 355–359.

28. 同上。

29. S. Jew, S. S. AbuMweis, and P. J. Jones. 2009. Evolution of the human diet: Linking our ancestral diet to modern functional foods as a means of chronic disease prevention. *Journal of Medicinal Food* 12: 925–934; and A. Winson. 2013. *The industrial diet: The degradation of food and the struggle for healthy eating.* NYU Press.

30. R. S. Corruccini, G. C. Townsend, L. C. Richards, and T. Brown. 1990.

Genetic and environmental determinants of dental occlusal variation in twins of different nationalities. *Human Biology*: 353–367; B. Kawala, J. Antoszewska, and A. Nęcka. 2007. Genetics or environment? A twin-method study of malocclusions. *World Journal of orthodontics* 8; F. Weiland, E. Jonke, and H. Bantleon. 1997. Secular trends in malocclusion in Austrian men. *The European Journal of Orthodontics* 19: 355–359; and E. Defraia, M. Camporesi, A. Marinelli, amd I. Tollaro I. 2008. Morphometric investigation in the skulls of young adults: A comparative study between 19th century and modern Italian samples. *The Angle Orthodontist* 78: 641–646.

31. P. W. Lucas. 2006. Facial dwarfing and dental crowding in relation to diet: 74–82. International Congress Series: Elsevier.
32. F. Silva and O. Dutra. 2010. Secular trend in malocclusions. Orthod Sci Pract 3: 159–164.
33. C. S. Larsen. 1995. Biological changes in human populations with agriculture. *Annual Review of Anthropology*: 185–213.
34. Raymond P. Howe, James A. McNamara, and K. A. O'Connor. 1983 An examination of dental crowding and its relationship to tooth size and arch dimension. *American Journal of Orthodontics* 83: 363–373; and F. Silva and O. Dutra. 2010. Secular trend in malocclusions. *Orthod Sci Pract* 3: 159–164.
35. J. W. Friedman. 2007. The prophylactic extraction of third molars: A public health hazard. *American Journal of Public Health* 97: 1554–1559; J. W. Friedman. 2008. Friedman responds. *American Journal of Public Health* 98: 582; and M. E. Nunn, M. D. Fish, R. I. Garcia, E. K. Kaye, R. Figueroa, A. Gohel, M. Ito, H. J. Lee, D, E, Williams, and T. Miyamoto. 2013. Retained asymptomatic third molars and risk for second molar pathology. *Journal of Dental Research* 92: 1095–1099.

第二章
最常咀嚼的

1. B. Hockett and J. Haws. 2003. Nutritional ecology and diachronic trends in Paleolithic diet and health. *Evolutionary Anthropology: Issues, News, and Reviews*

12: 211–216.
2. S. B. Eaton and M. Konner. 1985. Paleolithic nutrition: A consideration of its na ture and current implications. New England Journal of Medicine 312: 283–289; and C. S. Larsen. 2006. The agricultural revolution as environmental catastrophe: Implications for health and lifestyle in the Holocene. *Quaternary International* 150: 12–20.
3. C. J. Ingram, C. A. Mulcare, Y. Itan, M. G. Thomas, and D. M. Swallow. 2009. Lactose digestion and the evolutionary genetics of lactase persistence. *Human Genetics* 124: 579–591.
4. L. A. Frassetto, M. Schloetter, M. Mietus-Synder, R. Morris, and A. Sebastian. 2009. Metabolic and physiologic improvements from consuming a Paleolithic, hunter-gatherer type diet. *European Journal of Clinical Nutrition* 63: 947–955; T. Jönsson, B. Ahrén, G. Pacini, F. Sundler, N. Wierup, S. Steen, T. Sjöberg, M. Ugander, J. Frostegård, and L. Göransson. 2006. A Paleolithic diet confers higher insulin sensitivity, lower C-reactive protein and lower blood pressure than a cereal-based diet in domestic pigs. *Nutrition & Metabolism* 3: 1; T. Jönsson, Y. Granfeldt, B. Ahrén, U,-C, Branell, G. Pålsson, A. Hansson, M. Söderström, and S. Lindeberg S. 2009. Beneficial effects of a Paleolithic diet on cardiovascular risk factors in type 2 diabetes: A randomized cross-over pilot study. *Cardiovasc Diabetol* 8:1–14; M. Österdahl, T. Kocturk, A. Koochek, and P. Wändell. 2008. Effects of a short-term intervention with a Paleolithic diet in healthy volunteers. *European Journal of Clinical Nutrition* 62: 682–685.
5. D. Goose. 1962. Reduction of palate size in modern populations. *Archives of Oral Biology* 7: 343–IN321; Y. Kaifu. 2000. Temporal changes in corpus thickness of the Japanese mandibles. *Bull Natl Sci Mus Ser D* 26: 39–44; C. L. Lavelle. 1972. A comparison between the mandibles of Romano-British and nineteenth century periods. *American Journal of Physical Anthropology* 36: 213–219; D. E. Lieberman, G. E. Krovitz, F. W. Yates, M. Devlin, and M. S. Claire. 2004. Effects of food processing on masticatory strain and craniofacial growth in a retrognathic face. *Journal of Human Evolution* 46: 655–677.
6. C. L. Brace. 1986. Egg on the face, f in the mouth, and the overbite. *American Anthropologist* 88: 695–697.

7. Q. E. Wang. 2015. Chopsticks. Cambridge, UK: Cambridge University Press.
8. C. L. Brace. 1977. Occlusion to the anthropological eye. In *The Biology of Occlusal Development*, J. A. McNamara, ed.: 179–209. Center for Human Growth and Development.
9. G. Catlin. 1861 *Shut Your Mouth and Save Your Life* (original title: *The Breath of Life*). Wiley.
10. D. Lieberman. 2013. *The Story of the Human Body: Evolution, Health and Disease*. Penguin UK. (Kindle Locations 5194–5195).
11. Bucknell University, Roman Food Facts and Worksheets. Retrieved on October 28, 2017, from http://bit.ly/291Jj0J.
12. Sweets throughout Middle Age Europe and the Middle East. Retrieved on October 28, 2017, from http://bit.ly/28YCOL1.
13. Wikipedia. Ice cream. Retrieved on October 28, 2017, from http://bit.ly/2946CKF.
14. Lynne Olver. 2015. Food Timeline FAQS: Baby food. Retrieved on October 28, 2017, from http://bit.ly/292HXnw.
15. F. M. Pottenger. 1946. The effect of heat-processed foods and metabolized vitamin D milk on the dentofacial structures of experimental animals. *American Journal of Orthodontics and Oral Surgery* 32: A467–A485.
16. M. Francis and J. Pottenger. 2012 (1983). *Pottenger's cats: A study in nutrition*, 2nd ed. Price-Pottenger Nutrition Foundation.
17. Beyoindvegetarianism, Lesson of the Pottenger's Cats experiment: Cats are not humans. Retrieved on October 28, 2017, from http://bit.ly/1UNGTVI.
18. W.A. Price. 1939 (2003). *Nutrition and Physical Degeneration*. Price-Pottenger Nutrition Foundation.
19. W. A. Price. 1939 (2003). *Nutrition and physical degeneration*. Price-Pottenger Nutrition Foundation.
20. Daniel Lieberman. 2013. *The story of the human body: Evolution, health, and disease* (Kindle Locations 5179–5181). Knopf Doubleday Publishing Group. Kindle Edition.
21. R. S. Corruccini. 1999. *How anthropology informs the orthodontic diagnosis of malocclusion's causes*. Edwin Mellen Press.

22. W. R. Proffit. 1975. Muscle pressures and tooth position: North American whites and Australian Aborigines. *The Angle Orthodontist* 45: 1–11; and Robert S. Corruccini. 1984. An epidemiologic transition in dental occlusion in world populations. *Amer. J. Orthod.* 86: 419–426.
23. R. Corruccini, A, Henderson, and S. Kaul. 1985. Bite-force variation related to occlusal variation in rural and urban Punjabis (North India). *Archives of Oral Biology* 30: 65–69.
24. P. R. Begg. 1954. Stone Age man's dentition: With reference to anatomically correct occlusion, the etiology of malocclusion, and a technique for its treatment. *American Journal of Orthodontics* 40: 298–312.
25. R. S. Corruccini. 1990. Australian Aboriginal tooth succession, interproximal attrition, and Begg's theory. *American Journal of Orthodontics and Dentofacial Orthopedics* 97: 349–357; M. V. Teja and T. S. Teja. 2013. Anthropology and its relation to orthodontics: Part 2. *APOS Trends in Orthodontics* 3: 45.
26. R. S. Corruccini and R. M. Beecher. 1982. Occlusal variation related to soft diet in a nonhuman primate. *Science* 218: 74–76.
27. J. C. Rose and R. D. Roblee. 2009. Origins of dental crowding and malocclusions: An anthropological perspective. *Compendium of Continuing Education in Dentistry* 30: 292–300.
28. R. S. Corruccini. 1990. Australian Aboriginal tooth succession, interproximal attrition, and Begg's theory. *American Journal of Orthodontics and Dentofacial Orthopedics* 97: 349–357.
29. L. T. Humphrey, I. D. Groote, J. Morales, N. Bartone, S. Collcutt, C. B. Ramsey, and Abdeljalil Bouzouggarh. Earliest evidence for caries and exploitation of starchy plant foods in Pleistocene hunter-gatherers from Morocco. *Proc Natl Acad Sci USA* 111: 954–959.

第三章
飲食、姿勢與居住環境的變革

1. J. M. Diamond. 1989. The great leap forward. *Discover* 10: 50–60.
2. P. R. Ehrlich. 2000. *Human natures: Genes, cultures, and the human prospect.*

Island Press.
3. D. E. Lieberman. 2011. *The Evolution of the Human Head*. Harvard University Press.
4. 較新內容詳見 Eirik Garnas. 2016. How the Western diet has changed the human face. *Darwinian Medicine*, February 16. Retrieved on October 28, 2017, from http://bit.ly/24Bjjkv.
5. R. M. Beecher and R. S. Corruccini. 1981. Effects of dietary consistency on craniofacial and occlusal development in the rat. *The Angle Orthodontist* 51: 61–69; and S. A. S. Moimaz, A, J, Í. Garbin, A, M, C, Lima, L, F, Lolli, O, Saliba, and C. A. S. Garbin. 2014. Longitudinal study of habits leading to malocclusion development in childhood. *BMC Oral Health* 14: 96.
6. Robert S. Corruccini. 1984. An epidemiologic transition in dental occlusion in world populations. *Amer. J. Orthod.* 86: 419–426.
7. W. Rock, A, Sabieha, and R. Evans. 2006. A cephalometric comparison of skulls from the fourteenth, sixteenth and twentieth centuries. *British Dental Journal* 200: 33–37; and D. Lieberman. 2013. *The story of the human body: Evolution, health and disease*. Penguin UK.
8. R, Corruccini, A. Henderson, and S. Kaul. 1985. Bite-force variation related to occlusal variation in rural and urban Punjabis (North India). *Archives of Oral Biology* 30: 65–69; and H. Olasoji and S. Odusanya. 2000. Comparative study of third molar impaction in rural and urban areas of southwestern Nigeria. *Tropical Dental Journal*: 25–28.
9. R. S. Corruccini and R. M. Beecher. 1982. Occlusal variation related to soft diet in a nonhuman primate. *Science* 218: 74–76; and D. E. Lieberman, G. E. Krovitz, F. W. Yates, M. Devlin, and M. S. Claire. 2004. Effects of food processing on masticatory strain and craniofacial growth in a retrognathic face. *Journal of Human Evolution* 46: 655–677.
10. Environmental Health Perspectives. Retrieved on October 3, 2017, from http://ehp.niehs.nih.gov/120-a402b/.
11. B. Solow, S. Siersbæk-Nielsen, and E. Greve. 1984. Airway adequacy, head posture, and craniofacial morphology. *American Journal of Orthodontics* 86: 214–223.

12. R. Dales, L. Liu, and A. J. Wheeler. 2008. Quality of indoor residential air and health. *Canadian Medical Association Journal* 179:147–152.
13. D. Rosenstreich et al. 1997. The role of cockroach allergy and exposure to cockroach allergen in causing morbidity among inner city children with asthma. *New England Journal of Medicine* 336: 1356–1363.
14. Beate Jacob, Beate Ritz, Ulrike Gehring, Andrea Koch, Wolfgang Bischof, H. E. Wichmann, and J. Heinrich. 2002. Indoor exposure to molds and allergic sensitization. *Environ. Health Perspect.* 110: 647–653; R. E. Dales, H. Zwanenburg, R, Burnett, and C. A. Franklin. 1991. Respiratory health effects of home dampness and molds among Canadian children. *American Journal of Epidemiology* 134: 196–203.
15. T. Husman. 1996. Health effects of indoor-air microorganisms. Scandinavian Journal of Work, *Environment & Health* 22: 5–13.
16. Kathleen Belanger, W. Beckett, E. Triche, M. B. Bracken, T. Holford, P. Ren, J.-E. McSharry, D. R. Gold, T. A. E. Platts-Mills, and B. P. Leaderer. 2003. Symptoms of wheeze and persistent cough in the first year of life: Associations with indoor allergens, air contaminants, and maternal history of asthma. *American Journal of Epidemiology* 158: 195–292; D. P. Skoner. 2001. Allergic rhinitis: Definition, epidemiology, pathophysiology, detection, and diagnosis. *Journal of Allergy and Clinical Immunology* 108: S2–S8; and T. Sih, and O. Mion. 2010. Allergic rhinitis in the child and associated comorbidities. *Pediatric Allergy and Immunology* 21: e107–e113.
17. E. O. Meltzer, M. S. Blaiss, M. J. Derebery, T. A. Mahr, B. R. Gordon, K. K. Sheth, A. L. Simmons, M. A. Wingertzahn, and J. M. Boyle. 2009. Burden of allergic rhinitis: Results from the Pediatric Allergies in America survey. *Journal of Allergy and Clinical Immunology* 124: S43–S70.
18. J. I. Silverberg, E. L. Simpson, H. G. Durkin, and R. Joks. 2013. Prevalence of allergic disease in foreign-born American children. *JAMA Pediatrics* 167: 554–560.
19. S. A. S. Moimaz, A. J. Í. Garbin, A. M. C. Lima, L. F. Lolli, O. Saliba, and C. A. S. Garbin. 2014. Longitudinal study of habits leading to malocclusion development in childhood. *BMC Oral Health* 14: 96.

20. D. Bresolin, P. A. Shapiro, G. G. Shapiro, M. K. Chapko, and S. Dassel. 1983a. Mouth breathing in allergic children: Its relationship to dentofacial development. *American Journal of Orthodontics* 83: 334–340; P. T. M. Faria, A. C. d'O. Ruellas, M. A. N. Matsumoto, W. T. Anselmo-Lima, and F. C. Pereira. 2002. Dentofacial morphology of mouth breathing children. *Brazilian Dental Journal* 13: 129–132; and B. Q. Souki, G. B. Pimenta, M. Q. Souki, L. P. Franco, H. M.. Becker, and J. A. Pinto. 2009. Prevalence of malocclusion among mouth breathing children: Do expectations meet reality? *International Journal of Pediatric Otorhinolaryngology* 73: 767–773.

21. R. R. Abreu, R. L. Rocha, J. A. Lamounier, and Â. F. M. Guerra. 2008. Etiology, clinical manifestations and concurrent findings in mouth-breathing children. *Jornal de pediatria* 84: 529–535; D. Bresolin, P. A. Shapiro, G. G. Shapiro, M. K. Chapko, and S. Dassel. 1983a. Mouth breathing in allergic children: Its relationship to dentofacial development. *American Journal of Orthodontics* 83: 334–340; C. C. Daigle, D. C. Chalupa, F. R. Gibb, P. E. Morrow, G. Oberdörster, M. J. Utell, and M. W. Frampton. 2003. Ultrafine particle deposition in humans during rest and exercise. *Inhalation Toxicology* 15: 539–552; P. T. M. Faria, A. C. d'O. Ruellas, M. A. N. Matsumoto, W. T. Anselmo-Lima, and F. C. Pereira. 2002. Dentofacial morphology of mouth breathing children. *Brazilian Dental Journal* 13: 129–132; J. Paul and R. S. Nanda. 1973. Effect of mouth breathing on dental occlusion. *The Angle Orthodontist* 43: 201–206; and B. Q. Souki, G. B. Pimenta, M. Q. Souki, L. P. Franco, H. M. Becker, and J. A. Pinto. 2009. Prevalence of malocclusion among mouth breathing children: Do expectations meet reality? *International Journal of Pediatric Otorhinolaryngology* 73: 767–773.

22. B. Solow, S. Siersbæk-Nielsen, and E. Greve. 1984. Airway adequacy, head posture, and craniofacial morphology. *American Journal of Orthodontics* 86: 214–223.

23. Ala Al Ali, Stephen Richmond, Hashmat Popat, Rebecca Playle, Timothy Pickles, Alexei I Zhurov, David Marshall, Paul L Rosin, John Henderson, and K. Bonuck. 2015. The influence of snoring, mouth breathing and apnoea on facial morphology in late childhood: A three-dimensional study. *British Medical*

Journal Open 5: doi:10.1136/bmjopen-2015–009027; and M. B. Marks. 1965. Allergy in relation to orofacial dental deformities in children: A review. *Journal of Allergy* 36: 293–302.

24. K. Behlfelt, S. Linder-Aronson, J. McWilliam, P. Neander, and J. Laage-Hellman. 1990. Cranio-facial morphology in children with and without enlarged tonsils. *The European Journal of Orthodontics* 12: 233–243; S. Linder-Aronson. 1974. Effects of adenoidectomy on dentition and nasopharynx. *American Journal of Orthodontics* 65: 1–15; and D. G. Woodside, S. Linder-Aronson , A. Lundström , and J. McWilliam. 1991. Mandibular and maxillary growth after changed mode of breathing. *American Journal of Orthodontics and Dentofacial Orthopedics* 100: 1–18.

25. S. H. Lee, J. H. Choi, C. Shin, H. M. Lee, S. Y. Kwon, and S. H. Lee. 2007. How does open-mouth breathing influence upper airway anatomy? *Laryngoscope* 117: 1102–1106; and Y. Jefferson. 2010. Mouth breathing: Adverse effects on facial growth, health, academics, and behavior. *Gen. Dent.* 58: 18–25.

26. F. T. Orji, D. K. Adiele, N. G. Umedum, J. O. Akpeh, V. C. Ofoegbu, and J. N. Nwosu. 2016. The clinical and radiological predictors of pulmonary hypertension in children with adenotonsillar hypertrophy. *European Archives of Oto-Rhino-Laryngology*: 1–7.

27. K. Emerich and A. Wojtaszek-Slominska. 2010. Clinical practice. *European Journal of Pediatrics* 169: 651–655.

28. 他們並沒有藉由天擇改變人類的進化過程。具有某些遺傳特質的人明顯會比其他人類繁衍更多後代。我們無法確定這些問題對於成功繁衍的影響程度，況且無論如何，這麼短的時間並不足以引起明顯的基因變化。演化的時間尺度必須跨越許多世代，就人類而言，至少需要幾千年的時間才能產生重要的基因變化。擁有豪華汽車的有錢人，目前還無法明顯改變和性吸引力或擇偶策略相關的遺傳特質。不過在廣告領域方面的文化進展或許已經產生了一定的影響。P. R. Ehrlich. 2000. *Human natures: Genes, cultures, and the human prospect*. Island Press.

29. S. J. Olshansky, D. J. Passaro, R. C. Hershow, J. Layden, B. A. Carnes, J. Brody, L. Hayflick, R. N. Butler, D. B. Allison, and D. S. Ludwig. 2005. A potential decline in life expectancy in the United States in the 21st century. *New England*

Journal of Medicine 352: 1138–1145.

第四章
外貌

1. Population Reference Bureau. 2016. 2016 World Population Data Sheet. Population Reference Bureau.
2. J. R. C. Mew. 2004a. The postural basis of malocclusion: A philosophical overview. *The American Journal of Orthodontics and Dentofacial Orthopedics* 126: 729–738.
3. H. Valladas, J. Clottes, J.-M. Geneste, M. A. Garcia, M. Arnold, H. Cachier, and N. Tisnérat-Laborde. 2001. Palaeolithic paintings: Evolution of prehistoric cave art. *Nature* 413: 479–479.
4. D. J. Lewis-Williams and J. Clottes J. 1998. The mind in the cave—The cave in the mind: Altered consciousness in the Upper Paleolithic. *Anthropology of Consciousness* 9: 13–21; and D. S. Whitley. 2009. Cave paintings and the human spirit: The origin of creativity and belief. Prometheus Books.
5. A. Bouzouggar, N. Barton, M. Vanhaeren, F. d'Errico, S. Collcutt, T. Higham, E. Hodge, S. Parfitt, E. Rhodes, and J.-L. Schwenninger. 2007. 82,000–year-old shell beads from North Africa and implications for the origins of modern human behavior. *Proceedings of the National Academy of Sciences* 104: 9964–9969.
6. P. Chin Evans and A. R. McConnell. 2003. Do racial minorities respond in the same way to mainstream beauty standards? Social comparison processes in Asian, black, and white women. *Self and Identity* 2: 153–167.
7. C. C. I. Hall. 1995. Asian eyes: Body image and eating disorders of Asian and Asian American women. *Eating Disorders* 3: 8–19.
8. D. E. Lieberman, G. E. Krovitz, F. W. Yates, M. Devlin, and M. S. Claire. 2004. Effects of food processing on masticatory strain and craniofacial growth in a retrognathic face. *Journal of Human Evolution* 46: 655–677.
9. G. Korkhaus G. 1960. Present orthodontic thought in Germany: jaw widening with active appliances in cases of mouth breathing. *American*

Journal of Orthodontics 46:187– 206, Mew JRC. 2004a. The postural basis of malocclusion: A philosophical overview. *The American Journal of Orthodontics and Dentofacial Orthopedics* 126:;729–738; P. Defabjanis. 2004. Impact of nasal airway obstruction on dentofacial development and sleep disturbances in children: Preliminary notes. *Journal of Clinical Pediatric Dentistry* 27: 95–100.; and K. Lopatien? and A. Babarskas A. 2002. Malocclusion and upper airway obstruction. *Medicina* 38: 277–283.

10. E. Gokhale, and S. Adams. 2008. 8 steps to a pain-free back. Stanford, CA: Pendo Press; J. Krat nová, K. ŽEjglicová, and V. Filipová. 2007. Prevalence and risk factors of poor posture in school children in the Czech Republic. *Journal of School Health* 77: 131–137.

11. 同上。

12. D. Yosifon and P. N. Stearns. 1998. The rise and fall of American posture. *The American Historical Review* 103: 1057–1095.

13. A. T. Masi and J. C. Hannon. 2008. Human resting muscle tone (HRMT): Narrative introduction and modern concepts. *Journal of Bodywork and Movement Therapies* 12: 320–332.

14. K. Grimmer. 1997. An investigation of poor cervical resting posture. *Australian Journal of Physiotherapy* 43: 7–16.

15. P. B. M. Conti, E. Sakano, M. Â. G. d'O. Ribeiro, C. I. S. Schivinski, and J. D. Ribeiro. 2011b. Assessment of the body posture of mouth-breathing children and adolescents. *Jornal de pediatria* 87: 357–363; P. Nicolakis, M. Nicolakis, E. Piehslinger, G. Ebenbichler, M. Vachuda, C. Kirtley, and V. Fialka-Moser. 2000. Relationship between craniomandibular disorders and poor posture. *Cranio: The Journal of Craniomandibular Practice* 18: 106–112; and E. F. Wright, M. A. Domenech, and J. R. Fischer. 2000. Usefulness of posture training for patients with temporomandibular disorders. *The Journal of the American Dental Association* 131: 202–210.

16. H. Nittono, M. Fukushima, A. Yano, and H. Moriya. 2012. The power of kawaii: Viewing cute images promotes a careful behavior and narrows attentional focus. *PLoS ONE* 7: e46362.

17. V. A. De Menezes, R. B. Leal, R. S. Pessoa, and R. M. E. S. Pontes. 2006.

Prevalence and factors related to mouth breathing in school children at the Santo Amaro projectRecife, 2005. *Brazilian Journal of Otorhinolaryngology* 72: 394–398.

18. C. Sforza, R. Peretta, G. Grandi, G. Ferronato, and V. F. Ferrario. 2007. Threedimensional facial morphometry in skeletal Class III patients: A non-invasive study of soft-tissue changes before and after orthognathic surgery. *British Journal of Oral and Maxillofacial Surgery* 45: 138–144.

19. A. A. Ali, S. Richmond, H. Popat, R. Playle, T. Pickles, A. I. Zhurov, D. Marshall, P. L. Rosin, J. Henderson, and K. Bonuck. 2015. The influence of snoring, mouth breathing and apnoea on facial morphology in late childhood: Three-dimensional study. *British Medical Journal* 5: e009027; S. A. Schendel, J. Eisenfeld, W. H. Bell, B. N. Epker, and David J. Mishelevich. 1976. The long face syndrome: Vertical maxillary excess. *American Journal of Orthodontics* 70: 398–408; and L. P. Tourne. 1990. The long face syndrome and impairment of the nasopharyngeal airway. *Angle Orthod* 60: 167–176.

20. Y. Jefferson. 2004. Facial beauty: Establishing a universal standard. *International Journal of Orthodontics* 15: 9–26.

21. N. J. Pollock. 1995. Cultural elaborations of obesity: Fattening practices in Pacific societies. *Asia Pacific J Clin Nutr* 4: 357–360, 同上。

22. A. Brewis, S. McGarvey, J. Jones, and B. Swinburn B. 1998. Perceptions of body size in Pacific Islanders. *International Journal of Obesity* 22: 185–189.

23. Retrieved on December 13, 2015, from http://bit.ly/1P25zHc.

24. G. Rhodes, S. Yoshikawa, A. Clark, K. Lee, R. McKay, and S. Akamatsu. 2001. Attractiveness of facial averageness and symmetry in non-Western cultures: In search of biologically based standards of beauty. *Perception* 30: 611–625.

25. J. F. Cross and J. Cross. 1971a. Age, sex, race, and the perception of facial beauty. *Developmental Psychology* 5: 433; D. Jones and K. Hill. 1993. Criteria of facial attractiveness in five populations. *Human Nature* 4: 271–296; F. B. Naini, J. P. Moss, and D. S. Gill. 2006. The enigma of facial beauty: Esthetics, proportions, deformity, and controversy. *American Journal of Orthodontics and Dentofacial Orthopedics* 130: 277–282; G. Rhodes. 2006. The evolutionary psychology of facial beauty. *Annu. Rev. Psychol.* 57: 199–226; A. J. Rubenstein,

J. H. Langlois, and L. A. Roggman. 2002. What makes a face attractive and why: The role of averageness in defining facial beauty. In *Facial Attractiveness: Evolutionary, Cognitive, and Social Perspectives. Advances in Visual Cognition*, vol. 1, G. Rhodes and L. A. Zebrowitz, eds.: 1–33. Ablex Publishing.

26. N. Barber. 1995. The evolutionary psychology of physical attractiveness: Sexual selection and human morphology. *Ethology and Sociobiology* 16: 395–424; D. M. Buss and M. Barnes. 1986. Preferences in human mate selection. *Journal of Personality and Social Psychology* 50: 559–570; K. Grammer and R. Thornhill. 1994. Human (Homo sapiens) facial attractiveness and sexual selection: The role of symmetry and averageness. *Journal of Comparative Psychology* 108: 233–242; L. Mealey, R. Bridgstock, and G. C. Townsend. 1999. Symmetry and perceived facial attractiveness: A monozygotic co-twin comparison. *Journal of Personality and Social Psychology* 76: 151–158; I. S. Penton-Voak, B. C. Jones, A. C. Little, S. Baker, B. Tiddeman, D. M. Burt, and D. I. Perrett. 2001. Symmetry, sexual dimorphism in facial proportions and male facial attractiveness. Proc. R. Soc. Lond. B 258; D. I. Perrett, D. M. Burt, I. S. Penton-Voak, K. J. Lee, D. A. Rowland, and R. Edwards. 1999. Symmetry and human facial attractiveness. *Evolution and human behavior* 20: 295–307; D. I. Perrett, K. J. Lee, I. Penton-Voak, D. Rowland, S. Yoshikawa, D. M. Burt, S. P. Henzi, D. L. Castles, and S. Akamatsu. 1998. Effects of sexual dimorphism on facial attractiveness. *Nature* 394: 884–887; S. C. Roberts, J. Havlicek, J. Flegr, M. Hruskova, A, C, Little, B. C. Jones, D. I. Perrett, and M. Petrie. 2004. Female facial attractiveness increases during the fertile phase of the menstrual cycle. *Proc. R. Soc. Lond. B* 271: S270–S272; R. Thornhill and S. W. Gangestad. 1999. Facial attractiveness. *Trends in Cognitive Sciences* 3: 452–460; and J. S. Winston, J. O'Doherty, J. M. Kilner, D. I. Perrett, and R. J. Dolan. 2007. Brain systems for assessing facial attractiveness. *Neuropsychologia* 45: 195–206.

27. J. Gottschall. 2007. Greater emphasis on female attractiveness in Homo sapiens: A revised solution to an old evolutionary riddle. *Evolutionary Psychology* 5: 147470490700500208.

28. M. Bashour. 2006a. History and current concepts in the analysis of facial attractiveness. *Plastic and Reconstructive Surgery* 118:741–756; M. Bashour.

2006b. An objective system for measuring facial attractiveness. *Plastic and Reconstructive Surgery* 118: 757–774.
29. C.-C. Carbon, T. Grüter, M. Grüter, J. E. Weber, and A. Lueschow. 2010. Dissociation of facial attractiveness and distinctiveness processing in congenital prosopagnosia. *Visual Cognition* 18: 641–654; K. Nakamura, R. Kawashima, S. Nagumo, K. Ito, M. Sugiura, T. Kato, A. Nakamura, K. Hatano, K. Kubota, and H. Fukuda. 1998. Neuroanatomical correlates of the assessment of facial attractiveness. *Neuroreport* 9: 753–757.
30. S. C. Roberts, J. Havlicek, J. Flegr, M. Hruskova, A. C. Little, B. C. Jones, D. I. Perrett, and M. Petrie. 2004. Female facial attractiveness increases during the fertile phase of the menstrual cycle. *Proc. R. Soc. Lond. B* 271: S270–S272
31. R. Bull and N. Rumsey. 1988. *The social psychology of facial appearance.* New York: Springer-Verlag; F. Conterio and L. L. Cavalli-Sforza. 1960. Selezione per caratteri quantaiativi nell'uomo. *Atti. Ass. Genet. Ital.* 5: 295–304.
32. N. Etcoff. 1999. *Survival of the prettiest: The science of beauty.* Anchor/Doubleday.
33. A. Iglesias-Linares, R.-M. Yáñez-Vico, B. Moreno-Manteca, A. M. Moreno-Fernández, A. Mendoza-Mendoza, and E. Solano-Reina. 2011. Common standards in facial esthetics: Craniofacial analysis of most attractive black and white subjects according to People magazine during previous 10 years. *Journal of Oral and Maxillofacial Surgery* 69: e216–e224.
34. R. Bull and N. Rumsey N. 1988. *The social psychology of facial appearance.* Springer-Verlag.
35. L. Lowenstein. 1978. The bullied and non-bullied child. *Bulletin of the British Psychological Society* 31: 316–318.
36. N. Berggren, H. Jordahl, and P. Poutvaara. 2010. The looks of a winner: Beauty and electoral success. *Journal of Public Economics* 94: 8–15; G. Lutz. 2010. The electoral success of beauties and beasts. *Swiss Political Science Review* 16: 457–480; and U. Rosar, M. Klein, and T. Beckers. 2008. The frog pond beauty contest: Physical attractiveness and electoral success of the constituency candidates at the North Rhine-Westphalia state election of 2005. *European Journal of Political Research* 47: 64–79.

37. C. Bosman, G. Pfann, J. Biddle, and D. Hamermesh. 1997. Business success and businesses' beauty capital. *NBER Working Paper* Number 6083; I. H. Frieze and J. E. Olson. 1991. Attractiveness and income for men and women in management. *Journal of Applied Social Psychology* 21: 1039–1057; C. M. Marlowe, S. L. Schneider, and C. E. Nelson. 1996. Gender and attractiveness biases in hiring decisions: Are more experienced managers less biased?. *Journal of Applied Psychology* 81: 11–21; and G. A. Pfann, J. E. Biddle, D. S. Hamermesh, and C. M. Bosman. 2000. Business success and businesses' beauty capital. *Economics Letters* 67: 201–207.
38. B. Fink, N. Neave, J. T. Manning, and K. Grammer. 2006. Facial symmetry and judgements of attractiveness, health and personality. *Personality and Individual Differences* 41: 491–499; F. B. Furlow, T. Armijo-Prewirr, S. W. Gangestad, R. Thornhill. 1997. Fluctuating asymmetry and psychometric intelligence. *Proc. R. Soc. Lond. B* 264: 823–829; K. Grammer, B. Fink, A. P. Møller, and J. T. Manning. 2005. Physical attractiveness and health: Comment on Weeden and Sabini (2005). *Psychological Bulletin* 131: 658–661; J. J. A. Henderson and J. M. Anglin. 2003. Facial attractiveness predicts longevity. *Evolution and Human Behavior* 24: 351–356; D. Umberson and M. Hughes. 1987. The impact of physical attractiveness on achievement and psychological well-being. *Social Psychology Quarterly* 50: 227–236; J. Weeden and J. Sabini. 2005. Physical attractiveness and health in Western societies: A review. *Psychological Bulletin* 131: 635–653; and D. W. Zaidel, S. M. Aarde, and K. Baig. 2005. Appearance of symmetry, beauty, and health in human faces. *Brain and Cognition* 57: 261–263.
39. J. Stewart. 1980. Defendant's attractiveness as a factor in the outcome of criminal trials: An observational study. *Journal of Applied Social Psychology* 10: 348–361.
40. G. Patzer. 1985. *The physical attractiveness phenomena*. Plenum.
41. J. F. Cross and J. Cross. 1971b. Age, sex, race, and the perception of facial beauty. *Developmental Psychology* 5: 433–439.
42. J. H. Langlois, J. M. Ritter, L. A. Roggman, and L. S. Vaughn. 1991. Facial diversity and infant preferences for attractive faces. *Developmental Psychology* 27:

79–84; and K. Lewis. 1969. Infants responses to facial stimuli during the first year of life. *Developmental Psychology* 1: 75–86.

43. Emma Young. 2016. Who do you think you are? 4 rules can help you. *New Scientist*. January 27. Available at http://bit.ly/1Pios6K.

44. G. Rhodes, L. Jeffery, T. L. Watson, C. W. Clifford, and K. Nakayama. 2003. Fitting the mind to the world face adaptation and attractiveness aftereffects. *Psychological Science* 14: 558–566.

45. S. Strom. 2014. Study examines efficacy of taxes on sugary drinks. *New York Times*, June 2. Available at http://nyti.ms/1gW6H1L.

46. R, N, Proctor. 2011. *Golden holocaust: Origins of the cigarette catastrophe and the case for abolition.* University of California Press.

第五章
發育與口腔姿勢

1. K. L. Boyd. 2011. Darwinian Dentistry Part 1. An Evolutionary Perspective on the Etiology of Malocclusion: 34–40. Available on the website of the American Orthodontic Society at www.orthodontics.com.

2. J. R. C. Mew. 1981. The aetiology of malocclusion: Can the tropic premise assist our understanding? *British Dental Journal* 151: 296–301; J. R. C. Mew. 2004a. The postural basis of malocclusion: A philosophical overview. *The American Journal of Orthodontics and Dentofacial Orthopedics* 126: 729–738.

3. D. Bresolin, P. A. Shapiro, G. G. Shapiro, M. K. Chapko, and S. Dassel. 1983a. Mouth breathing in allergic children: Its relationship to dentofacial development. *American Journal of Orthodontics* 83: 334–340; A. Hannuksela. 1981. The effect of moderate and severe atopy on the facial skeleton. *The European Journal of Orthodontics* 3: 187–19; C. Oulis, G. Vadiakas, J. Ekonomides, and J. Dratsa. 1993. The effect of hypertrophic adenoids and tonsils on the development of posterior crossbite and oral habits. *The Journal of Clinical Pediatric Dentistry* 18: 197–201; and G. M. Trask, G. G. Shapiro, and P. A. Shapiro. 1987. The effects of perennial allergic rhinitis on dental and skeletal development: A comparison of sibling pairs. *American Journal of Orthodontics*

and Dentofacial Orthopedics 92: 286–293.

4. M. B. Marks. 1965. Allergy in relation to orofacial dental deformities in children: A review. *Journal of Allergy* 36: 293–302.
5. S. Linder-Aronson, D. Woodside, and A. Lundströ. 1986. Mandibular growth direction following adenoidectomy. *American Journal of Orthodontics* 89: 273–284.
6. P. R. Ehrlich and A. H. Ehrlich. 2009. *The dominant animal: Human evolution and the environment*, 2nd edition. Island Press.
7. P. Lieberman. 2007. Evolution of human language. *Current Anthropology* 48: 39–66.
8. J. M. Diamond. 1989. The great leap forward. Discover 10: 50–60; J. M. Diamond. 1991. *The rise and fall of the third chimpanzee*. Radius.
9. T. M. Davidson. 2003. The great leap gorward: The anatomic basis for the acquisition of speech and obstructive sleep apnea. *Sleep Medicine* 4: 185–194.
10. 同上。
11. 同上。
12. S. Baldrigui, A. Pinzan, C. Zwicker, C. Michelini, D. Barros, and F. Elias. 2001. The importance of the natural milk to prevent myofuncional and orthodontics alterations. Rev Dent Press Ortodon Ortop Facial 6: 111–121; S. A. S. Moimaz, A. J. Í. Garbin, A. M. C. Lima, L. F. Lolli, O. Saliba, and C. A. S. Garbin. 2014. Longitudinal study of habits leading to malocclusion development in childhood. BMC Oral Health 14: 96.
13. S. Baldrigui, A. Pinzan, C. Zwicker, C. Michelini, D. Barros, and F. Elias. 2001. The importance of the natural milk to prevent myofuncional and orthodontics alterations. *Rev Dent Press Ortodon Ortop Facial* 6: 111–121; G. Carvalho. 1998. Amamentação é prevenção das alterações funcionais e estruturais do sistema estomatognático. *Odontologia Ensino e Pesquisa, Cruzeiro 2*: 39–48; C. M. M. Gimenez, A. B. Ad. Moraes, A. P. Bertoz, F. A. Bertoz, and G. B. Ambrosano. 2008. First childhood malocclusion's prevalence and its relation with breast feeding and oral habits. *Revista Dental Press de Ortodontia e Ortopedia Facial* 13: 70–83.
14. K. G. Peres, A. J. Barros, M. A. Peres, and C. G. Victora. 2007. Effects of

breastfeeding and sucking habits on malocclusion in a birth cohort study. *Revista de saude Publica* 41: 343–350.
15. S. Sexton and R. Natale. 2009. Risks and benefits of pacifiers. *American Family Physician* 79.
16. D. Viggiano, D. Fasano, G. Monaco, and L. Strohmenger. 2004. Breast feeding, bottle feeding, and non-nutritive sucking: Effects on occlusion in deciduous dentition. *Archives of Disease in Childhood* 89: 1121–1123.
17. Kevin Boyd video, Industrialization and Crooked Teeth. Retrieved on October 28, 2017, from http://bit.ly/1QAX8RR.
18. O. Silva Filho, A. Cavassan, M. Rego, and P. Silva. 2003. Sucking habits and malocclusion: Epidemiology in deciduous dentition. Rev Clin Ortodontia Dental Press 2: 57–74; and D. Viggiano, D. Fasano, G. Monaco, and L. Strohmenger. 2004. Breast feeding, bottle feeding, and non-nutritive sucking; Effects on occlusion in deciduous dentition. *Archives of Disease in Childhood* 89: 1121–1123.
19. D. Lieberman. 2013. *The story of the human body: Evolution, health and disease.* Penguin UK.
20. C. Safina. 2015. *Beyond words: What animals think and feel.* Henry Holt.
21. D. Bresolin, P. A. Shapiro, G. G. Shapiro, M. K. Chapko, and S. Dassel. 1983a. Mouth breathing in allergic children: Its relationship to dentofacial development. *American Journal of Orthodontics* 83: 334–340; D. Bresolin, P. A. Sharpiro, G. G. Shapiro, M. K. Chapko, and S. Dassel. 1983b. Mouth breathing in allergic children: Its relationship to dentofacial development. *American Journal of Orthodontics and Dentofacial Orthopedics* 83: 334–339; P. T. M. Faria, A. C. d'O. Ruellas, M. A. N. Matsumoto, W. T. Anselmo-Lima, and F. C. Pereira. 2002. Dentofacial morphology of mouth breathing children. *Brazilian Dental Journal* 13: 129–132; Y. Jefferson. 2010. Mouth breathing: Adverse effects on facial growth, health, academics, and behavior. *Gen. Dent.* 58: 18–25; S. H. Lee, J. H. Choi, C. Shin, H. M. Lee, S. Y. Kwon, and S. H. Lee. 2007. How does open-mouth breathing influence upper airway anatomy? *Laryngoscope* 117: 1102–1106; S. E. Mattar, W. AnselmoLima, F. Valera, and M. Matsumoto. 2004a. Skeletal and occlusal characteristics in mouthbreathing pre-

school children. *Journal of Clinical Pediatric Dentistry* 28: 315–318; P. D. Neiva, R, N, Kirkwood, and R. Godinho. 2009. Orientation and position of head posture, scapula and thoracic spine in mouth-breathing children. *International Journal of Pediatric Otorhinolaryngology* 73: 227–236; and B. Q. Souki, G. B. Pimenta, M. Q. Souki, L. P. Franco, H. M. Becker, and J. A. Pinto. 2009. Prevalence of malocclusion among mouth breathing children: Do expectations meet reality? *International Journal of Pediatric Otorhinolaryngology* 73: 767–773.

22. Y. Jefferson. 2010. Mouth breathing: Adverse effects on facial growth, health, academics, and behavior. *Gen. Dent.* 58: 18–25; P. Defabjanis. 2004. Impact of nasal airway obstruction on dentofacial development and sleep disturbances in children: Preliminary notes. *Journal of Clinical Pediatric Dentistry* 27: 95–100; S. Raskin, M. Limme, and R. Poirrier 2000. [Could mouth breathing lead to obstructive sleep apnea syndromes? A preliminary study]. *L'Orthodontie francaise* 71: 27–35.

23. E. P. Harvold, B. S. Tomer, K. Vargervik, and G. Chierici. 1981. Primate experiments on oral respiration. *Am J Orthod.* 79: 159–172.

24. 同上。

25. E. P. Harvold. 1968. The role of function in the etiology and treatment of malocclusion. *American Journal of Orthodontics* 54: 883–896.

26. A. A. Ali, S. Richmond, H. Popat, R. Playle, T. Pickles, A. I. Zhurov, D. Marshall, P. L. Rosin, J. Henderson, and K. Bonuck. 2015. The influence of snoring, mouth breathing and apnoea on facial morphology in late childhood: Three-dimensional study. *British Medical Journal* 5: e009027; and L. P. Tourne. 1990. The long face syndrome and impairment of the nasopharyngeal airway. *Angle Orthod* 60: 167–176.

27. D. Johnston, O. Hunt, C. Johnston, D. Burden, M. Stevenson, and P. Hepper. 2005. The influence of lower face vertical proportion on facial attractiveness. *The European Journal of Orthodontics* 27: 349–354; C. Sforza, R. Peretta, G. Grandi, G. Ferronato, and

V. F. Ferrario. 2007. Three-dimensional facial morphometry in skeletal Class III patients: A non-invasive study of soft-tissue changes before and after orthognathic surgery. *British Journal of Oral and Maxillofacial Surgery* 45: 138–

144.

28. J. D. Rugh and C. J. Drago. 1981. Vertical dimension: A study of clinical rest position and jaw muscle activity. *The Journal of Prosthetic Dentistry* 45: 670–675.

29. M. B. Marks. 1965. Allergy in relation to orofacial dental deformities in children: A review. *Journal of Allergy* 36: 293–302.

30. P. S. Bergeson and J. C. Shaw. 2001. Are infants really obligatory nasal breathers? *Clin Pediatr* 40: 567–569.

31. S. Linder-Aronson. 1970. Adenoids: Their effect on mode of breathing and nasal airflow and their relationship to characteristics of the facial skeleton and the dentition. *Acta Otolaryngol. Suppl.* 265: 1–132.

32. B. Schaub, R. Lauener, and E. von Mutius. 2006. The many faces of the hygiene hypothesis. *Journal of Allergy and Clinical Immunology* 117: 969–977.

33. S. A. S. Moimaz, A. J. Í. Garbin, A. M. C. Lima, L. F. Lolli, O. Saliba, and C. A. S. Garbin. 2014. Longitudinal study of habits leading to malocclusion development in childhood. *BMC Oral Health* 14: 96.

34. D, W, Sellen. 2007. Evolution of infant and young child feeding: Implications for contemporary public health. *Annu. Rev. Nutr.* 27: 123–148.

35. A. Patki. 2007. Eat dirt and avoid atopy: The hygiene hypothesis revisited. *Indian Journal of Dermatology, Venereology, and Leprology* 73: 2.

36. M. Garrett, M. Hooper, B. Hooper, P. Rayment, and M. Abramson. 1999. Increased risk of allergy in children due to formaldehyde exposure in homes. *Allergy* 54: 330–337.

37. P. Vedanthan, P. Mahesh, R. Vedanthan, A. Holla, and L. Ah. 2006. Effect of animal contact and microbial exposures on the prevalence of atopy and asthma in urban vs rural children in India. *Ann Allergy Asthma Immunol.* 96: 571–578.

38. R. Rafael. 1990. Nasopharyngeal obstruction as a cause of malocclusion [in Spanish]. Pract Odontol. 11: 11–15, 17, 19–20 passim; and R. A. Settipane. 1999. Complications of allergic rhinitis. *Allergy and Asthma Proceedings*: 209–213.

39. R. A. Settipane. 1999. Complications of allergic rhinitis. *Allergy and Asthma Proceedings*: 209–213; and T. A. Platts-Mills. 2007. The role of indoor allergens in chronic allergic disease. *Journal of Allergy and Clinical Immunology* 119: 297.

Available at http://dailym.ai/21wgZw7.

40. G. Gallerano, G. Ruoppolo, and A. Silvestri. 2012. Myofunctional and speech rehabilitation after orthodontic-surgical treatment of dento-maxillofacial dysgnathia. *Progress in Orthodontics* 13: 57–68.
41. S. W. Herring. 1993. Formation of the vertebrate face epigenetic and functional influences. *American Zoologist* 33: 472–483; J. Varrela. 1990. Genetic and epigenetic regulation of craniofacial development. *Proceedings of the Finnish Dental Society. Suomen Hammaslaakariseuran toimituksia* 87: 239–244; T. F. Schilling and P. V. Thorogood. 2000. Development and evolution of the vertebrate skull. Linnean Society Symposium Series: 57– 84; T. E. Parsons, E. J. Schmidt, J. C. Boughner, H. A. Jamniczky, R. S. Marcucio, and B. Hallgrímsson. 2011. Epigenetic integration of the developing brain and face. *Developmental Dynamics* 240: 2233–2244; and K. M. Xiong, R. E. Peterson, and W. Heideman. 2008. Aryl hydrocarbon receptor-mediated down-regulation of sox9b causes jaw malformation in zebrafish embryos. *Molecular Pharmacology* 74: 1544–1553.
42. C. Ackroyd, N. K. Humphrey, and E. K. Warrington. 1974. Lasting effects of early blindness: A case study. *Quarterly Journal of Experimental Psychology* 26: 114–124; and S. Carlson and L. E. A. Hyvärinen. 1983. Visual rehabilitation after long lasting early blindness. Acta Ophthalmologica 61: 701–713.
43. E, Huber, J. M. Webster, A. A. Brewer, D. I. A. MacLeod, B. A. Wandell, G. M. Boynton, A, R, Wade, and I. Fine. 2015. A lack of experience-dependent plasticity after more than a decade of recovered sight. *Psychological Science* 26: 393–401.
44. Y. Ostrovsky, A. Andalman, and P. Sinha. 2006. Vision following extended congenital blindness. *Psychological Science* 17: 1009–1014.
45. J. S. Johnson and E. L. Newport. 1989. Critical period effects in second language learning: The influence of maturational state on the acquisition of English as a second language. *Cognitive Psychology* 21: 60–99.
46. R. M. DeKeyser. 2000. The robustness of critical period effects in second language acquisition. *Studies in Second Language Acquisition* 22: 499–533.
47. J. R. C. Mew. 2013. *The cause and cure of malocclusion*. Self-published.

48. C. M. M. Gimenez, A. B. Ad. Moraes, A. P. Bertoz, F. A. Bertoz, and G. B. Ambrosano. 2008. First childhood malocclusion's prevalence and its relation with breast feeding and oral habits. *Revista Dental Press de Ortodontia e Ortopedia Facial* 13: 70–83.

49. C. Paschetta, S. de Azevedo, L. Castillo, N. Martínez-Abadías, M. Hernández, D. E. Lieberman, and R. González-José. 2010. The influence of masticatory loading on craniofacial morphology: A test case across technological transitions in the Ohio Valley. *American Journal of Physical Anthropology* 141: 297–314; Ron Pinhasi, Vered Eshed, and N. Cramon-Taubadel. 2015. Incongruity between affinity patterns based on mandibular and lower dental dimensions following the transition to agriculture in the Near East, Anatolia and Europe. *PLoS ONE* 10: e0117301. doi:0117310.0111371/; P. W. Lucas. 2006. Facial dwarfing and dental crowding in relation to diet. *International Congress Serie*s: 74–82. Elsevier; and N. von Cramon-Taubadel. 2011. Global human mandibular variation reflects differences in agricultural and hunter-gatherer subsistence strategies. *Proceedings of the National Academy of Sciences* 108: 19546–19551.

50. V. Eshed, A. Gopher, and I. Hershkovitz. 2006. Tooth wear and dental pathology at the advent of agriculture: New evidence from the Levant. *American Journal of Physical Anthropology* 130: 145–159.

51. C. Dürrwächter, O. E. Craig, M. J. Collins, J. Burger, and K. W. Alt. 2006. Beyond the grave: Variability in Neolithic diets in Southern Germany? *Journal of Archaeological Science* 33: 39–48; C. Paschetta, S. de Azevedo, L. Castillo, N. Martínez-Abadías, M. Hernández, D. E. Lieberman, and R. González-José. 2010. The influence of masticatory loading on craniofacial morphology: A test case across technological transitions in the Ohio Valley. *American Journal of Physical Anthropology* 141: 297–314; and M. Richards. 2002. A brief review of the archaeological evidence for Palaeolithic and Neolithic subsistence. *European Journal of Clinical Nutrition* 56: 16.

52. C. S. Larsen. 1995. Biological changes in human populations with agriculture. *Annual Review of Anthropology*: 185–213; and M. N. Cohen and G. M. M. Crane-Kramer. 2007. *Ancient health: Skeletal indicators of agricultural and economic intensification*. University Press of Florida.

53. A. Crompton and P. Parker. 1978. Evolution of the mammalian masticatory apparatus: The fossil record shows how mammals evolved both complex chewing mechanisms and an effective middle ear, two structures that distinguish them from reptiles. *American Scientist* 66: 192–201; M. J. Ravosa. 1996. Jaw morphology and function in living and fossil Old World monkeys. *International Journal of Primatology* 17: 909–932; and C. F. Ross, D. A. Reed, R. L. Washington, A. Eckhardt, F. Anapol, and N. Shahnoor. 2009. Scaling of chew cycle duration in primates. *American Journal of Physical Anthropology* 138: 30–44.

54. D. Bresolin, G. G. Shapiro, P. A. Shapiro, S. Dassel, C. T. Furukawa, et al. 1984. Facial characteristics of children who breathe through the mouth. *Pediatrics* 73: 622–625; D. Bresolin, P. A. Sharpiro, G. G. Shapiro, M. K. Chapko, and S. Dassel. 1983b. Mouth breathing in allergic children: Its relationship to dentofacial development. *American Journal of Orthodontics and Dentofacial Orthopedics* 83: 334–339; J. R. C. Mew. 2004a. The postural basis of malocclusion: A philosophical overview. *The American Journal of Orthodontics and Dentofacial Orthopedics* 126: 729–738; J. B. Palmer and K. M. Hiiemae. 2003. Eating and breathing: Interactions between respiration and feeding of solid food. Dysphagia 18: 169–178; W. A. Price. 1939 (2003). *Nutrition and physical degeneration.* Price-Pottenger Nutrition Foundation; E. Townsend and N. J. Pitchford. 2012. Baby knows best? The impact of weaning style on food preferences and body mass index in early childhood in a casecontrolled sample. BMJ Open 2: e000298. doi:000210.001136/bmjopen-002011–000298; and H. Yamaguchi and K. Sueishi. 2003. Malocclusion associated with abnormal posture. *Bull. Tokyo Dent.* Coll. 44: 43–54.

55. F. Neiva, D. Cattoni, J. Ramos, and H. Issler. 2003. Early weaning: Implications to oral motor development. *J Pediatr* (Rio J) 79: 7–12.

56. P. Gluckman and M. Hanson. 2007. Developmental plasticity and human disease: Research directions. *Journal of Internal Medicine* 261: 461–471.

57. C. L. Lavelle. 1972. A comparison between the mandibles of Romano-British and nineteenth century periods. *American Journal of Physical Anthropology* 36: 213–219; W. Rock, A. Sabieha and R. Evans. 2006. A cephalometric

comparison of skulls from the fourteenth, sixteenth and twentieth centuries. *British Dental Journal* 200: 33–37; and J. P. Evensen and B. Øgaard. 2007. Are malocclusions more prevalent and severe now? A comparative study of medieval skulls from Norway. *American Journal of Orthodontics and Dentofacial Orthopedics* 131: 710–716.

58. Y. Takahashi, D. M. Kipnis, W. H. Daughaday. 1968. Growth hormone secretion during sleep. *The Journal of Clinical Investigation* 67: 2079–2090.

59. G. Brandenberger, C. Gronfier, zzzzzf. Chapotot, C. Simon, and F. Piquard. 2000. Effect of sleep deprivation on overall 24 h growth-hormone secretion. The Lancet 356: 1408; Y. Takahashi, D. M. Kipnis, W. H. Daughaday. 1968. Growth hormone secretion during sleep. *The Journal of Clinical Investigation* 67: 2079–2090.

第六章
呼吸失調與睡眠

1. B. S. McEwen. 2006. Sleep deprivation as a neurobiologic and physiologic stressor: Allostasis and allostatic load. *Metabolism: Clinical and Experimental* 55: S20–S23.

2. K. J. Reichmuth, D. Austin, J. B. Skatrud, and T. Young. 2005. Association of sleep apnea and type II diabetes: A population-based study. *American Journal of Respiratory and Critical Care Medicine* 172: 1590–1595.

3. M. R. Mannarino, F. Di Filippo, and M. Pirro. 2012. Obstructive sleep apnea syndrome. *European Journal of Internal Medicine* 23: 586–593.

4. A. C. Halbower, M. Degaonkar, P. B. Barker, C. J. Early, C. L. Marcus, P. L. Smith, M. C. Prahme, and E. M. Mahone. 2006. Childhood obstructive sleep apnea associates with neuropsychological deficits and neuronal brain injury. *PLoS Med* 3: e301; Y.-S. Huang, C.. Guilleminault, H.-Y. Li, C.-M. Yang, Y.-Y. Wu, and N.-H. Chen. 2007. Attentiondeficit/hyperactivity disorder with obstructive sleep apnea: A treatment outcome study. *Sleep Medicine* 8: 18–30; K. B. Kim. 2015. How has our interest in the airway changed over 100 years? *American Journal of Orthodontics and Dentofacial Orthopedics* 148: 740– 747;

S. A. Mulvaney, J. L. Goodwin, W. J. Morgan, G. R. Rosen, S. F. Quan, and K. L. Kaemingk. 2006. Behavior problems associated with sleep disordered breathing in school-aged children: The Tucson Children's Assessment of Sleep Apnea Study. *Journal of Pediatric Psychology* 31: 322–330; and R. Silvestri, A. Gagliano, I. Aricò, T. Calarese, C. Cedro, O. Bruni, R. Condurso, E. Germanò, G. Gervasi, and R. Siracusano. 2009. Sleep disorders in children with attention-deficit/hyperactivity disorder (ADHD) recorded overnight by video-polysomnography. *Sleep Medicine* 10: 1132–1138.

5. C. Guilleminault and S. Sullivan. 2014. Towards restoration of continuous nasal breathing as the ultimate treatment goal in pediatric obstructive sleep apnea. *Enliven: Pediatr Neonatol Biol 1*: 001.

6. E. Glatz-Noll and R. Berg. 1991. Oral disfunction in children with Down's syndrome: An evaluation of treatment effects by means of video-registration. *Eur. J. Orthod.* 13: 446–451; and S. Linder-Aronson. 1970. Adenoids: Their effect on mode of breathing and nasal airflow and their relationship to characteristics of the facial skeleton and the dentition. *Acta Otolaryngol. Suppl.* 265: 1–132; and J. R. C. Mew. 2004b. The postural basis of malocclusion: A philosophical overview. *The American Journal of Orthodontics and Dentofacial Orthopedics* 126: 729–738.

7. V. A. De Menezes, R. B. Leal, R. S. Pessoa, and R. M. E. S. Pontes. 2006. Prevalence and factors related to mouth breathing in school children at the Santo Amaro projectRecife, 2005. *Brazilian Journal of Otorhinolaryngology* 72: 394–398.

8. P. Vig, D. Sarver, D. Hall, and B. Warren. 1981. Quantitative evaluation of airflow in relation to facial morphology. *Am J Orthod* 79: 272–273.

9. J. R. C. Mew. 2004. The postural basis of malocclusion: A philosophical overview. *The American Journal of Orthodontics and Dentofacial Orthopedics* 126: 729–738.

10. J. R. Harkema, S. A. Carey, and J. G. Wagner. 2006. The nose revisited: A brief review of the comparative structure, function, and toxicologic pathology of the nasal epithelium. *Toxicologic Pathology* 34: 252–269.

11. A. L. C. Foresi, D. Olivieri, and G. Cremona. 2007. Alveolar-derived exhaled

nitric oxide is reduced in obstructive sleep apnea syndrome. *Chest* 132; and J. O. N. Lundberg and A. Weitzberg. 1999. Nitric oxide in man. *Thorax* 54: 947–952.

12. M. J. Griffiths and T. W. Evans. 2005. Inhaled nitric oxide therapy in adults. *New England Journal of Medicine* 353: 2683–2695.

13. T. Aznar, A. Galán, I. Marin, and A. Domínguez. 2006. Dental arch diameters and relationships to oral habits. *The Angle Orthodontist* 76: 441–445; and R. A. Settipane. 1999. Complications of allergic rhinitis. *Allergy and Asthma Proceedings*: 209–213.

14. V. A. De Menezes, L. B. Leal, R. S. Pessoa, and R. M. E. S. Pontes. 2006. Prevalence and factors related to mouth breathing in school children at the Santo Amaro projectRecife, 2005. *Brazilian Journal of Otorhinolaryngology* 72: 394–398.

15. Colin Fernandez. 2016. Sleeping with your mouth open damages teeth "as much as a fizzy drink before bed": Dry mouth causes acid levels to rise, eroding teeth. *Daily Mail*, February 5. Retrieved on November 30, 2017, from http://dailym.ai/21wgZw7.

16. E. S. Frenkel and K. Ribbeck. 2015. Salivary mucins protect surfaces from colonization by cariogenic bacteria. *Applied and Environmental Microbiology* 81(1): 332–338.

17. P. McKeown. 2011. *Close your mouth: Self-help Buteyko manual.* Amazon Digital Services.

18. March 2016, p. 8; see also www.statisticbrain.com/sleeping-disorder-statistics/.

19. May 28–June 3, 2016, p. 5.

20. J. E. Remmers. 1990. Sleeping and breathing. *Chest* 97 (suppl): 77S-80S; J. E. Remmers, W. J. DeGroot, E. K. Sauerland, and A. M. Anch. 1978. Pathogenesis of upper airway occlusion during sleep. *J. Appl. Physiol. : Respirat. Environ. Exercise Physiol.* 44: 931–938.

21. Cited by Dr. Bill Hang at the Face Focused Orthodontics. Lecture heard by S. K. at AAPMD (American Association of Physiologic Medicine and Dentistry), Conference in Oakland, CA, 2013.

22. R. Sapolsky. 1998. *Why zebras don't get ulcers: An updated guide to stress,*

stressrelated diseases, and coping. W. H. Freeman & Co.
23. Personal communication, December 11, 2015
24. Mandy Oaklander. 2015. Lack of sleep dramatically raises your risk for getting sick. Time, 31 August.Retrieved on October 28, 2017, from http://ti.me/1JJa8F2.
25. R. M. Sapolsky. 2004. *Why zebras don't get ulcers*, 3rd edition. Henry Holt and Company.
26. S. Loth, B. Petruson, G. Lindstedt, et al. 1998. Improved nasal breathing in snorers increases nocturnal growth hormone secretion and serum concentrations of insulin-like growth factor. *Rhinology* 36: 179–183.
27. D. Gozal, F. Hakim, and L. Kheirandish-Gozal. 2013. Chemoreceptors, baroreceptors, and autonomic deregulation in children with obstructive sleep apnea. *Respiratory Physiology & Neurobiology* 185: 177–185.
28. R. M. Sapolsky. 2004. *Why zebras con't get ulcers*, 3rd edition. Henry Holt and Company.
29. G. Grassi, G. Seravalle, and F. Quarti‑Trevano F. 2010. The "neuroadrenergic hypothesis" in hypertension: Current evidence. *Experimental Physiology* 95: 581–586.
30. Steven Reinberg. 2015. Sleep apnea devices lower blood Pressure. HealthDay. December 1. Retrieved on October 28, 2017, from http://bit.ly/263TfSj.
31. W. W. Schmidt-Nowara, D. B. Coultas, C. Wiggins, B. E. Skipper, and J. M. Samet. 1990. Snoring in a Hispanic-American population: Risk factors and association with hypertension and other morbidity. *Archives of Internal Medicine* 150: 597–601.
32. Snoring Statistics. Statistics related to snoring problems, SleepDisordersGuide.com. Retrieved on October 28, 2017, from http://bit.ly/1tBY7Nm.
33. J. Stradling and J. Crosby. 1991. Predictors and prevalence of obstructive sleep apnoea and snoring in 1001 middle aged men. *Thorax* 46: 85–90.
34. 同上。
35. W, W, Schmidt-Nowara, D, B, Coultas, C. Wiggins, B. E. Skipper, and J. M. Samet. 1990. Snoring in a Hispanic-American population: Risk factors and association with hypertension and other morbidity. *Archives of Internal Medicine*

150: 597–601.
36. D. Gozal. 1998. Sleep-disordered breathing and school performance in children. *Pediatrics* 102: 616.
37. P. Counter and J. A. Wilson. 2004. The management of simple snoring. *Sleep Medicine Reviews* 8: 433–441.
38. M. Kohler, K. Lushington, R. Couper, J. Martin, C. van den Heuvel, Y. Pamula, and D. Kennedy. 2008a. Obesity and risk of sleep related upper airway obstruction in caucasian children. *J Clin Sleep Med* 4: 129–136.
39. C. M. Hill, A. M. Hogan, N. Onugha, D. Harrison, S. Cooper, V. J. McGrigor, A. Datta, and F. J. Kirkham. 2006. Increased cerebral blood flow velocity in children with mild sleep-disordered breathing: A possible association with abnormal neuropsychological function. *Pediatrics* 118.
40. D. Gozal. 1998. Sleep-disordered breathing and school performance in children. Pediatrics 102: 616.
41. M. E. Barnes, E. A. Huss, K. N. Garrod, E. Van Raay, E. Dayyat, D. Gozal, and D. L. Molfese. 2009b. Impairments in attention in occasionally snoring children: An eventrelated potential study. *Developmental Neuropsychology* 34: 629–649; A. P. F. Key, D. L. Molfese, L. O'Brien, and D. Gozal. 2009. Sleep-disordered breathing affects auditory processing in 5–7-year-old children: Evidence from brain recordings. *Developmental Neuropsychology* 34(5): 615–628; L. M. O'Brien, C. B. Mervis, C. R. Holbrook, J. L. Bruner, C. J. Klaus, J. Rutherford, T. J. Raffield, and D. Gozal. 2004. Neurobehavioral implications of habitual snoring in children. *Pediatrics* 114: 44–49.
42. S. Miano, M. Paolino, R. Peraita-Adrados, M. Montesano, S. Barberi, and M. Villa. 2009. Prevalence of eeg paroxysmal activity in a population of children with obstructive sleep apnea syndrome. *Sleep* 32: 522–529.
43. C. M. Hill, A. M. Hogan, N. Onugha, D. Harrison, S. Cooper, V. J. McGrigor, A. Datta, and F. J. Kirkham. 2006. Increased cerebral blood flow velocity in children with mild sleep-disordered breathing: A possible association with abnormal neuropsychological function. *Pediatrics* 118.
44. T. Young, P. E. Peppard, and D. J. Gottlieb. 2002. Epidemiology of obstructive sleep apnea: A population health perspective. *American Journal of Respiratory*

and Critical Care Medicine 165: 1217–1239.
45. T. Peltomäki. 2007. The effect of mode of breathing on craniofacial growth—revisited. *The European Journal of Orthodontics* 29: 426–429.
46. C. Guilleminault and S. Sullivan. 2014. Towards restoration of continuous nasal breathing as the ultimate treatment goal in pediatric obstructive sleep apnea. *Enliven: Pediatr Neonatol Biol* 1: 001.
47. Y. M. Ahn. 2010. Treatment of obstructive sleep apnea in children. *Korean Journal of Pediatrics* 53: 872–879; and J. Chan, J. C. Edman, and Peter J. Koltai. 2004. Obstructive sleep apnea in children. *Am Fam Physician* 69: 1147–1154.
48. Quoted in a lecture by forwardontic dentist William M. Hang.
49. William M. Hang, communication at the AAPMD (American Association of Physiologic Medicine and Dentistry) Conference in Oakland, CA, June 14–15, 2013.
50. Y. M. Betancourt-Fursow de Jiménez, J. C. Jiménez-León, and C. S. JiménezBetancourt. 2006. Attention deficit hyperactivity disorder and sleep disorders [Article in Spanish]. *Rev. Neurol.* 13: S37–51; P. B. Conti, E. Sakano, M. Â. Ribeiro, C. I. Schivinski, and J. D. Ribeiro. 2011a. Assessment of the body posture of mouth-breathing children and adolescents. *J. Pediatr (Rio J)* 87: 357–363; M. Hallani, J. R. Wheatley, and T. C. Amis. 2008. Enforced mouth breathing decreases lung function in mild asthmatics. *Respirology* 13: 553–558; Y. Jefferson. 2010. Mouth breathing: Adverse effects on facial growth, health, academics, and behavior. *Gen. Dent.* 58: 18–25; P. K. Mangla and M. P. Menon. 1981. Effect of nasal and oral breathing on exercise-induced asthma. *Clin Allergy* 11: 433–439; S. K. Steinsvåg, B. Skadberg, and K. Bredesen. 2007. Nasal symptoms and signs in children suffering from asthma. *International Journal of Pediatric Otorhinolaryngology* 71: 615–621; and M. E. Barnes, Elizabeth A. Huss, Krista N. Garrod, Eric Van Raay, Ehab Dayyat, David Gozal, and D. L. Molfese. 2009a. Impairments in attention in occasionally snoring children: An event-related potential study. *Dev Neuropsychol* 34: 629–649.
51. S. H. Sheldon. 2010. Obstructive sleep apnea and bruxism in children. *Sleep Medicine Clinics* 5: 163–168.

52. A. G. Tilkian, C. Guilleminault, J. S. Schroeder, K. L. Lehrman, F. B. Simmons, and W. C. Dement. 1977. Sleep-induced apnea syndrome: Prevalence of cardiac arrhythmias and their reversal after tracheostomy. *The American Journal of Medicine* 63: 348–358.
53. Y. M. Betancourt-Fursow de Jiménez, L. C. Jiménez-León, and C. S. JiménezBetancourt. 2006. Attention deficit hyperactivity disorder and sleep disorders [Article in Spanish]. *Rev. Neurol.* 13: S37–51; R. D. Chervin, C. Bassetti, D. A. Ganoczy, and K. J. Pituch. 1997. Pediatrics and sleep symptoms of sleep disorders, inattention, and hyperactivity in children. *Sleep* 20: 1185–1192; T. Fidan, and V. Fidan. 2008. The impact of adenotonsillectomy on attention-deficit hyperactivity and disruptive behavioral symptoms. *The Eurasian Journal of Medicine* 40: 14–17; L. O'Brien et al. 2003. Sleep and neurobehavioral characteristics of 5 to 7 year-old children with parentally reported symptoms of attention-deficit/hyperactivity disorder. *Pediatrics* 111: 554–563; and K. Sedky, D. S. Bennett, and K. S. Carvalho. 2014. Attention deficit hyperactivity disorder and sleep disordered breathing in pediatric populations: A meta-analysis. *Sleep Medicine Reviews* 18: 349e356.
54. D. J. Timms. 1990. Rapid maxillary expansion in the treatment of nocturnal enuresis. *The Angle Orthodontist* 60: 229–233.
55. U. Schültz-Fransson and J. Kurol. 2008. Rapid maxillary expansion effects on nocturnal enuresis in children: A follow-up study. *Angle Orthod.* 78: 201–208.
56. 有人猜測孕婦和新生兒的睡眠呼吸中止症可能會導致自閉症，不過這種看法相當具有爭議。See D. E. Wardly. 2014. Autism, sleep disordered breathing, and intracranial hypertension: The circumstantial evidence. *Medical Hypotheses and Research* 9: 1–33.
57. R. M. Sapolsky. 2004. Why zebras don't get ulcers. 3rd edition. Henry Holt and Company.
58. M. Butt, G. Dwivedi, O. Khair, and G. Y. Lip. 2010. Obstructive sleep apnea and cardiovascular disease. *International Journal of Cardiology* 139: 7–16; and P. Gopalakrishnan and T. Tak. 2011. Obstructive sleep apnea and cardiovascular disease. *Cardiology in Review* 19: 279–290.
59. C. Xin, W. Zhang, L. Wang, D. Yang, and J. Wang. 2015. Changes of visual

field and optic nerve fiber layer in patients with OSAS. *Sleep Breath* 19: 129–134.

60. A. N. Vgontzas, D. A. Papanicolaou, E. O. Bixler, K. Hopper, A. Lotsikas, H.-M. Lin, A. Kales, and G. P. Chrousos. 2000. Sleep apnea and daytime sleepiness and fatigue: Relation to visceral obesity, insulin resistance, and hypercytokinemia. *The Journal of Clinical Endocrinology and Metabolism* 85: 1151–1158.

61. M. A. Daulatzai. 2013. Death by a thousand cuts in Alzheimer's disease: Hypoxia—the prodrome. Neurotox Res 24: 216–243; and K. B. Kim. 2015. How has our interest in the airway changed over 100 years? *American Journal of Orthodontics and Dentofacial Orthopedics* 148: 740–747.

62. Mark Wheeler. 2015. UCLA researchers provide first evidence of how obstructive sleep apnea damages the brain. UCLA Newsroom. September 1. Retrieved on November 22, 2015, from http://bit.ly/1RkngBS.

63. D. W. Beebe and D. Gozal D. 2002. Obstructive sleep apnea and the prefrontal cortex: Towards a comprehensive model linking nocturnal upper airway obstruction to daytime cognitive and behavioral deficits. *Journal of Sleep Research* 11: 1–16; B. Naëgelé, V. Thouvard, J.-L. Pépin, P. Lévy, C. Bonnet, J. E. Perret, J. Pellat, and C. Feuerstein. 1995. Deficits of cognitive executive functions in patients with sleep apnea syndrome. *Sleep: Journal of Sleep Research & Sleep Medicine*; S. K. Rhodes, K. C. Shimoda, L. R. Waid, P. M. O'Neil, M. J. Oexmann, N. A. Collop, and S. M. Willi. 1995. Neurocognitive deficits in morbidly obese children with obstructive sleep apnea. *The Journal of Pediatrics* 127: 741–744; and J. Molano, D. Kleindorfer, L. McClure, F. Unverzagt, V. Wadley, and V. Howard. 2015. The association of sleep apnea and stroke with cognitive performance: The reasons for geographic and racial differences in stroke (REGARDS) study. *Neurology* 84: Supplement S53.005.

64. M.-A, Bédard, J. Montplaisir, F. Richer, I. Rouleau, and J. Malo. 1991. Obstructive sleep apnea syndrome: Pathogenesis of neuropsychological deficits. *Journal of Clinical and Experimental Neuropsychology* 13: 950–964; and S. K. Rhodes, K. C. Shimoda, L. R. Waid, P. M. O'Neil, M. J. Oexmann, N. A. Collop, and S. M. Willi. 1995. Neurocognitive deficits in morbidly obese

children with obstructive sleep apnea. *The Journal of Pediatrics* 127: 741–744.

65. M. Alchanatis, N. Zias, N. Deligiorgis, A. Amfilochiou, G. Dionellis, and D. Orphanidou. 2005. Sleep apnea-related cognitive deficits and intelligence: An implication of cognitive reserve theory. *Journal of Sleep Research* 14: 69–75.

66. D. Gozal, F. Hakim, and L. Kheirandish-Gozal. 2013. Chemoreceptors, baroreceptors, and autonomic deregulation in children with obstructive sleep apnea. *Respiratory Physiology & Neurobiology* 185: 177–185.

67. C. M. Hill, A. M. Hogan, N. Onugha, D. Harrison, S. Cooper, V. J. McGrigor, Datta, and F. J. Kirkham. 2006. Increased cerebral blood flow velocity in children with mild sleep-disordered breathing: A possible association with abnormal neuropsychological function. *Pediatrics* 118.

68. P. Mehra, M. Downie, M. C. Pita, and L. M. Wolford. 2001. Pharyngeal airway space after counterclockwise rotation of the maxillomandibular complex. *Am J Dentofacial Orthop* 120: 154–159; and N. Powell. 2005. Upper airway surgery does have a major role in the treatment of obstructive sleep apnea: "The tail end of the dog." *Journal of Clinical Sleep Medicine* 1: 236–240.

69. D. Wardly, L. M. Wolford, and V. Veerappan. 2016. Idiopathic intracranial hypertension eliminated by counterclockwise maxillomandibular advancement: A case report. *Cranio: The Journal of Craniomandibular and Sleep Practice* DOI: 10.1080/08869634.2016.1201634.

70. N. Powell. 2005. Upper airway surgery does have a major role in the treatment of obstructive sleep apnea: "The tail end of the dog." *Journal of Clinical Sleep Medicine* 1: 236–240; M. Tselnik and M. Anthony Pogrel. 2000. Assessment of the pharyngeal airway space after mandibular setback surgery. *Journal of Oral and Maxillofacial Surgery* 58: 282– 285; M. Kawakami, K. Yamamoto, M. Fujimoto, K. Ohgi, M. Inoue, and T. Kirita. 2005. Changes in tongue and hyoid positions, and posterior airway space following mandibular setback surgery. *Journal of Cranio-Maxillofacial Surgery* 33: 107–110; .J. C. Quintero and J. McCain J. 2012. Total airway volume increase through OMfS measured with cone beam CT: A case report. September. orthotown.com.

71. K. Degerliyurt, K. Ueki, Y. Hashiba, K. Marukawa, K. Nakagawa, and E. Yamamoto. 2008. A comparative CT evaluation of pharyngeal airway changes

in class III patients receiving bimaxillary surgery or mandibular setback surgery. *Oral Surgery, Oral Medicine, Oral Pathology, Oral Radiology and Endodontology* 105: 495–502.

72. R. Wijey. 2014. Orthognathic surgery: The definitive answer? *International Journal of Orthodontics* 25(4): 67–68.

73. C. H. Won, K. K. Li, and C. Guilleminault C. 2008. Surgical treatment of obstructive sleep apnea: Upper airway and maxillomandibular surgery. *Proceedings of the American Thoracic Society* 5: 193–199.

74. L. Ferini-Strambi, C. Baietto, M. Di Gioia, P. Castaldi, C. Castronovo, M. Zucconi, and S. Cappa. 2003. Cognitive dysfunction in patients with obstructive sleep apnea (OSA): Partial reversibility after continuous positive airway pressure (CPAP). *Brain Research Bulletin* 61: 87–92.

75. R. Davies and J. R. Stradling. 1990. The relationship between neck circumference, radiographic pharyngeal anatomy, and the obstructive sleep apnoea syndrome. *Eur Respir J* 3: 509–514; R. J. O. Davies, N. J. Ali, and J. R. Stradling. 1992. Neck circumference and other clinical features in the diagnosis of the obstructive sleep apnoea syndrome. *Thorax* 47: 101–105; and R. J. Schwab, M. Pasirstein, R, Pierson, A. Mackley, R. Hachadoorian, R. Arens, G. Maislin, and A. I. Pack. 2003. Identification of upper airway anatomic risk factors for obstructive sleep apnea with volumetric magnetic resonance imaging. *American Journal of Respiratory and Critical Care Medicine* 168: 222–530.

第七章
我們能做什麼？

1. G. Catlin. 1861 *Shut your mouth and save your life* (original title: *The breath of life*). Wiley.

2. K. G. Peres, A. M. Cascaes, M. A. Peres, F. F. Demarco, I. S. Santos, A. Matijasevich, and A. J. Barros. 2015. Exclusive breastfeeding and tisk of dental malocclusion. *Pediatrics* 136 :e60–e67; and S. A. S. Moimaz, A. J. Í. Garbin, A. M. C. Lima, L. F. Lolli, O. Saliba, and C. A. S. Garbin. 2014. Longitudinal study of habits leading to malocclusion development in childhood. *BMC Oral*

Health 14: 96.

3. M. S. Fewtrell, J. B. Morgan, C. Duggan, G. Gunnlaugsson, P. L. Hibberd, A. Lucas, and R. E. Kleinman. 2007. Optimal duration of exclusive breastfeeding: What is the evidence to support current recommendations? *The American Journal of Clinical Nutrition* 85: 635S-638S.

4. A. L. García, S. Raza, A. Parrett, and C. M. Wright. 2013. Nutritional content of infant commercial weaning foods in the UK. *Archives of Disease in Childhood* 98: 793–797.

5. Studies of rats have shown that those fed a liquid diet after weaning had changes in their facial bones and jaw musculature; see Z. Liu, K. Ikeda, S. Harada, Y. Kasahara, and G. Ito. 1998. Functional properties of jaw and tongue muscles in rats fed a liquid diet after being weaned. *Journal of Dental Research* 77: 366–376.

6. 該機構網站：www.babyledweaning.com/.

7. 2015 年 10 月 20 日電子郵件。

8. 2015 年 10 月與桑德拉的私人通訊。.

9. J. Diamond. 2012. The world until yesterday. Viking.

10. M. Bergamini, F. Pierleoni, A. Gizdulich, and C. Bergamini. 2008. Dental occlusion and body posture: A surface EMG study. Cranio 26: 25–32; S. Kiwamu, R. Mehta Noshir, F. Abdallah Emad, Albert G. Forgione, H. Hiroshi, K. Takao, and Y. Atsuro. 2014. Examination of the relationship between mandibular position and body posture. *Cranio* 25(4): 237–249; and D. Manfredini, T. Castroflorio, G. Perinetti, and L. Guarda-Nardini. 2012. Dental occlusion, body posture and temporomandibular disorders: Where we are now and where we are heading for. *Journal of Oral Rehabilitation* 39: 463–471.

11. M. Rocabado, B. E. Johnston Jr., and M. G. Blakney. 1982. Physical therapy and dentistry: An overview: A perspective. *Journal of Craniomandibular Practice* 1: 46–49; and

B. Solow and L. Sonnesen. 1998. Head posture and malocclusions. *The European Journal of Orthodontics* 20: 685–693.

12. E. Antunovic. 2008. Strollers, baby carriers, and infant stress: Horizontal versus upright transport in early infancy. Retrieved on December 20, 2015, from

http://bit.ly/1ZpXyR3.
13. M. C. Frank, K. Simmons, D. Yurovsky, and G. Pusiol. 2013. Developmental and postural changes in children's visual access to faces. *Proceedings of the 35th Annual Meeting of the Cognitive Science Society, Austin, TX*: 454–459.
14. S. Zeedyk. 2008. What's life in a baby buggy like? The impact of buggy orientation on parent–infant interaction and infant stress. London: National Literacy Trust. Retrieved pn November 21, 2008, from www.suttontrust.com/research-paper/whats-life-baby-buggy-like-impact-buggy-orientation-parent-infant-interaction-infant-stress/.
15. J. R. Harkema, S. A. Carey, and J. G. Wagner. 2006. The nose revisited: A brief review of the comparative structure, function, and toxicologic pathology of the nasal epithelium. *Toxicologic pathology* 34: 252–269.
16. 2016 年 2 月 11 日私人通訊。
17. R. Dales, L. Liu, and A. J. Wheeler. 2008. Quality of indoor residential air and health. *Canadian Medical Association Journal* 179: 147–152.
18. J. M. Samet, M. C. Marbury, and J. D. Spengler. 1988. Health effects and sources of indoor air pollution. Part II. *American Review of Respiratory Disease* 137: 221–242.
19. M. Garrett, M. Hooper, B. Hooper, P. Rayment, and M. Abramson. 1999. Increased risk of allergy in children due to formaldehyde exposure in homes. *Allergy* 54: 330–337.
20. J. L. Sublet, J. Seltzer, R. Burkhead, P. B. Williams, H. J. Wedner, and W. Phipatanakul. 2010. Air filters and air cleaners: Rostrum by the American Academy of Allergy, Asthma & Immunology Indoor Allergen Committee. *Journal of Allergy and Clinical Immunology* 125: 32–38.
21. L. Roberts, W. Smith, L. Jorm, M. Patel, R. M. Douglas, and C, McGilchrist. 2000. Effect of infection control measures on the frequency of upper respiratory infection in child care: A randomized, controlled trial. *Pediatrics* 105: 738–742.
22. C. Guilleminault and S. Sullivan S. 2014. Towards restoration of continuous nasal breathing as the ultimate treatment goal in pediatric obstructive sleep apnea. *Enliven: Pediatr Neonatol Biol* 1: 001.
23. P. McKeown. 2011. *Close your mouth: Self-help Buteyko manual.* Amazon Digital

Services; S. Cooper, J. Oborne, S. Newton, V. Harrison, J. T. Coon, S. Lewis, and A. Tatters-field. 2003. Effect of two breathing exercises (Buteyko and pranayama) in asthma: A randomised controlled trial. *Thorax* 58: 674–679; and R. L. Cowie, D. P. Conley, M. F. Underwood, and P. G. Reader. 2008. A randomised controlled trial of the Buteyko technique as an adjunct to conventional management of asthma. *Respiratory Medicine* 102: 726–732.

24. Jane E. Brody. 2009. A Breathing technique offers help for people with asthma. *New York Times*. November 2. Retrieved on October 28, 2017, from http://nyti.ms/28Ns7iV.

25. 著名的玻爾效應（Bohr effect）內容詳見 F. B. Jensen. 2004. Red blood cell pH, the Bohr effect, and other oxygenation-linked phenomena in blood O2 and CO2 transport. *Acta physiologica Scandinavica* 182: 215–227.

26. D. J. Abbott, F. M. Baroody, E. Naureckas, and R. M. Naclerio. 2001. Elevation of nasal mucosal temperature increases the ability of the nose to warm and humidify air. *American Journal of Rhinology* 15: 41–45.

27. D. E. Lieberman. 2011. *The evolution of the human head*. Harvard University Press.

28. P. McKeown. 2010. *Buteyko meets Dr. Mew*. ButeykoClinic.com.

29. GOPex 是一種專注於姿勢（可以稱為「肌姿勢」）的口腔顏面治療。然而，它很容易跟一種成熟的物理治療體系（PT）搞混，後者類似於語言治療（可以稱為「肌功能治療」），有助於重新訓練口腔肌肉記憶。有點類似於發生事故並失去肢體功能時所需要的「復健」，亦即讓該肢體重新學習失去的肌肉記憶。而「肌功能治療」用在口腔顏面上，就是訓練那些不擅長使用面部和口腔肌肉的兒童，透過物理治療或口吞舌頭等治療來恢復控制肌肉的能力。這些練習針對「運動」功能，對其設計的目的來說相當有效。但它們在引導我們的口腔顏面生長和發育方面，只有輕微的效用。

30. S. Kahn and S. Wong. 2016. *GOPex: Good oral posture exercises*. Self-published.

31. F. B. Jensen. 2004. Red blood cell pH, the Bohr effect, and other oxygenation-linked phenomena in blood O2 and CO2 transport. *Acta physiologica Scandinavica* 182: 215–227.

32. See, for example, T. R. Belfor. 2014. Airway development through dental

appliance therapy. *Journal of Sleep Disorders & Therapy* 3 (178) 2167-0277; D. Mahony and T. Belfor. Anti-Ageing Medicine and Orthodontic Appliance Therapy Treatment: An Interdisciplinary Approach, http://asnanportal.com/images/Orthodontics/ANTI-AGING MEDICINE ORTHODONTIC APPLIANCE.pdf; and G. Singh, J. Diaz, C. Busquets-Vaello, and T. Belfor. 2003. Facial changes following treatment with a removable orthodontic appliance in adults. *The Functional Orthodontist* 21: 18–20, 22–13.
33. Kevin Boyd, personal communication, March 12, 2016.
34. B. Melsen, L. Attina, M. Santuari, and A. Attina. 1987. Relationships between swallowing pattern, mode of respiration, and development of malocclusion. *The Angle Orthodontist* 57: 113–120.

第八章
齒顎矯正醫師、口腔顎面外科醫師、正顎成長醫師和前向矯正醫師

1. 請記住，這些統計數據只是粗略估計。
2. E. Tausche, O. Luck, and W. Harzer. 2004. Prevalence of malocclusions in the early mixed dentition and orthodontic treatment need. *The European Journal of Orthodontics* 26: 237–244.
3. L. E. J. Johnston. 1999. Growing jaws for fun and profit: A modest proposal. *In Growth modification: What works, what doesn't, and why*, J. McNamara Jr., ed.: 63–86. *Twenty-Fifth Annual Moyers Symposium*, vol. 35. Ann Arbor: University of Michigan.
4. Kevin Boyd. 2016. Preand post-natal retrognathia in *Homo sapiens: An evolutionary perspective on a modern, and serious, pediatric health problem*, Retrieved on October 28, 2017, from http://bit.ly/2bM4qpA.
5. P. R. Ehrlich. 2000. *Human natures: Genes, cultures, and the human prospect*. Island Press.
6. R. M. Little. 1999. Stability and relapse of mandibular anterior alignment: University of Washington studies. In *Seminars in orthodontics*: 191-204. Elsevier; R. M. Little, R. Riedel, and J. Artun J. 1988. An evaluation of changes in mandibular anterior alignment from 10 to 20 years postretention.

American Journal of Orthodontics and Dentofacial Orthopedics 93: 423–428; and R. M. Little, T. R. Wallen, and R. A. Riedel. 1981b. Stability and relapse of mandibular anterior alignment: First premolar extraction cases treated by traditional edgewise orthodontics. *American Journal of Orthodontics* 80: 349–365.

7. R. M. Little. 1999. Stability and relapse of mandibular anterior alignment: University of Washington studies. *Seminars in orthodontics*: 191–204. Elsevier.
8. M. Mew. 2009. A black swan? *British Dental Journal* 206: 393–393.
9. J. Alió-Sanz, C. Iglesias-Conde, J. Lorenzo-Pernía, A. Iglesias-Linares, A. MendozaMendoza, and E. Solano-Reina. 2012. Effects on the maxilla and cranial base caused by cervical headgear: A longitudinal study. *Med Oral Patol Oral Cir Bucal* 17: e845–e851.
10. Kirsi Pirilä-Parkkinen, Pertti Pirttiniemi, Peter Nieminen, Heikki Löppönen, Uolevi Tolonen, Ritva Uotila, and Jan Huggare. 1999. Cervical headgear therapy as a factor in obstructive sleep apnea syndrome. *Pediatric Dentistry* 21: 39–45.
11. L. E. J. Johnston. 1999. Growing jaws for fun and profit: A modest proposal. *In Growth modification: What works, what doesn't, and why*, J. McNamara Jr., ed.: 63–86. *Twenty-Fifth Annual Moyers Symposium*, vol. 35. Ann Arbor: University of Michigan.
12. J. R. C. Mew. 2007. Facial changes in identical twins treated by different orthodontic techniques. *World Journal of Orthodontics* 8: 174–187.
13. J. R. C. Mew. 1981. The aetiology of malocclusion: Can the tropic premise assist our understanding? *British Dental Journal* 151: 296–301; and J. R. C. Mew. 1993. Forecasting and monitoring facial growth. *American Journal of Orthodontics and Dentofacial Orthopedics* 104: 105–120.
14. J. McNamara. 1981a. Influence of respiratory pattern on craniofacial growth. *Angle Orthodont.* 51: 269–300,; and J. A. J. McNamara. 1981b. Components of class II malocclusion in children 8–10 years of age. *Angle Orthodont.* 51: 177–202.
15. W. Proffit. 1978. Equilibrium theory revisited: factors influencing position of the teeth. *Angle Orthodont.* 48: 175–185.

16. D. E. Lieberman. 2011. *The evolution of the human head.* Cambridge, MA: Harvard University Press.
17. I. Bondemark, A.-K. Holm, K. Hansen, S. Axelsson, B. Mohlin, V. Brattstrom, G. Paulin, and T. Pietila. 2007. Long-term stability of orthodontic treatment and patient satisfaction: A systematic review. *Angle Orth.* 77: 181–191.
18. R. Little, T. Wallen, and R. Riedel. 1981. Stability and relapse ot mandibular anterior alignment: First premotar extraction cases treated by traditional edgewise orthodontics. *American Journal of Orthodontics* 80: 349–365.
19. J. R. C. Mew. 2007. Facial changes in identical twins treated by different orthodontic techniques. *World Journal of Orthodontics* 8: 174–187.
20. 與 J. R. C. Mew 的私人通訊。
21. 與賽門・王的私人通訊。
22. J. R. C. Mew. 2004b. The postural basis of malocclusion: A philosophical overview. *The American Journal of Orthodontics and Dentofacial Orthopedics* 126: 729–738.
23. J. R. C. Mew. 2007. Facial changes in identical twins treated by different orthodontic techniques. *World Journal of Orthodontics* 8: 174–187.
24. 與賽門・王的私人通訊。
25. 與麥克・繆及桑德拉病人的私人通訊。
26. DNA appliance system journal articles. Retrieved on October 28, 2017, from http://bit.ly/1p2mC3g; G. Singh, T. Griffin, and R. Chandrashekhar. 2014. Biomimetic oral appliance therapy in adults with mild to moderate obstructive sleep apnea. *Austin J Sleep Disord* 1: 5; W. Harris and G. Singh. 2013. Resolution of "gummy smile" and anterior open bite using the DNA appliance: Case Report. *J Amer Orthod Soc*: 30–34.
27. L. E. J. Johnston. 1999. Growing jaws for fun and profit: A modest proposal. *In Growth modification: What works, what doesn't, and why,* J. McNamara Jr., ed.: 63–86. *Twenty-Fifth Annual Moyers Symposium*, vol. 35. Ann Arbor: University of Michigan.
28. C. F. Aelbers and L. Dermaut. 1996. Orthopedics in orthodontics: Part I, Fiction or reality: A review of the literature. *American Journal of Orthodontics and Dentofacial Orthopedics* 110: 513–519; and L. Dermaut and C. Aelbers C.

1996. Orthopedics in orthodontics: Fiction or reality. A review of the literature, part II. *American Journal of Orthodontics and Dentofacial Orthopedics* 110: 667–671.

29. P. Agostino, A. Ugolini, A. Signori, A. Silvestrini-Biavati, J. E. Harrison, and P. Riley. 2014. Orthodontic treatment for posterior crossbites. *Cochrane Database Syst Rev* 8; F. R. Borrie, D. R. Bearn, N. Innes, and Z. Iheozor-Ejiofor. 2015. Interventions for the cessation of non-nutritive sucking habits in children. *The Cochrane Database of Systematic Reviews* 3; F. R. Carvalho, D. Lentini-Oliveira, M. Machado, G. Prado, L. Prado, and H. Saconato. 2007. Oral appliances and functional orthopaedic appliances for obstructive sleep apnoea in children. *Cochrane Database Syst Rev* 2; H. Minami-Sugaya, D, A, LentiniOliveira, F, R, Carvalho, M. A. C. Machado, C. Marzola, H. Saconato, and G. F. Prado. 2012. Treatments for adults with prominent lower front teeth. The Cochrane Library; N. Parkin, S. Furness, A. Shah, B. Thind, Z. Marshman, G. Glenroy, F. Dyer, and P. E. Benson. 2012. Extraction of primary (baby) teeth for unerupted palatally displaced permanent canine teeth in children. *Cochrane Database Syst Rev* 12; A. A. Shah. 2003. Postretention changes in mandibular crowding: A review of the literature. *American Journal of Orthodontics and Dentofacial Orthopedics* 124: 298–308; B. Thiruvenkatachari, J. E. Harrison, H. V. Worthington, and K. D. O'Brien. 2013. Orthodontic treatment for prominent upper front teeth (Class II malocclusion) in children. *Cochrane Database Syst Rev* 11; S. Watkinson, J. E. Harrison, S. Furness, and H. V. Worthington. 2013. Orthodontic treatment for prominent lower front teeth (Class III malocclusion) in children. The Cochrane Library; and Y. Yu, J. Sun, W. Lai, T. Wu, S. Koshy, and Z. Shi. 2013. Interventions for managing relapse of the lower front teeth after orthodontic treatment. The Cochrane Library.
30. K. B. Kim. 2015. How has our interest in the airway changed over 100 years? *American Journal of Orthodontics and Dentofacial Orthopedics* 148: 740–747.
31. D. M'Kenzie D. 1915. Some points of common interest to the rhinologist and the orthodontist. *International Journal of Orthodontia* 1: 9–17.
32. P. 7.
33. http://aapmd.org/

34. D. H. Enlow and M. G. Hans. 1996. *Essentials of facial growth*. Saunders.
35. N. Stefanovic, H. El, D. L. Chenin, B. Glisic, and J. M. Palomo. 2013. Threedimensional pharyngeal airway changes in orthodontic patients treated with and without extractions. *Orthod. Craniofac. Res.* 16: 87–96.
36. L. Schropp, A. Wenzel, L. Kostopoulos, and T. Karring. 2003. Bone healing and soft tissue contour changes following single-tooth extraction: a clinical and radiographic 12–month prospective study. *International Journal of Periodontics and Restorative Dentistry* 23: 313–324; F. Van der Weijden, F. Dell'Acqua, and D. E. Slot. 2009. Alveolar bone dimensional changes of post-extraction sockets in humans: A systematic review. *Journal of Clinical Periodontology* 36: 1048–1058.
37. A. J. Larsen, D. B. Rindal, J. P. Hatch, S. Kane, S. E. Asche, C. Carvalho, and J. Rugh. 2015. Evidence supports no relationship between obstructive sleep apnea and premolar extraction: An electronic health records review. *Journal of Clinical Sleep Medicine* 11: 1443.
38. C. Guilleminault, V. C. Abad, H.-Y. Chiu, B. Peters, and S. Quo. 2016. Missing teeth and pediatric obstructive sleep apnea. *Sleep and Breathing* 20: 561–568; and B. H. Seto, H. Gotsopoulos, M. R. Sims, and P. A. Cistulli PA. 2001. Maxillary morphology in obstructive sleep apnoea syndrome. *The European Journal of Orthodontics* 23: 703–714.
39. L. E. J. Johnston. 1999. Growing jaws for fun and profit: A modest proposal. In *Growth modification: What works, what doesn't, and why*, J. McNamara Jr., ed.: 63–86. *Twenty-fifth Annual Moyers Symposium*, vol. 35. Ann Arbor: University of Michigan.
40. J. W. Friedman. 2007. The prophylactic extraction of third molars: A public health hazard. Am J Public Health 97: 1554–1559; J. W. Friedman. 2008. Friedman responds. *American Journal of Public Health* 98: 582.

第九章
改變文化，改善健康

1. L. G. Abreu, S. M. Paiva, I. A. Pordeus, and C. C. Martins. 2016. Breastfeeding, bottle feeding and risk of malocclusion in mixed and permanent

dentitions: A systematic review. *Brazilian Oral Research* 30; J.-L. Raymond. 2000. A functional approach to the relationship between nursing and malocclusion. Revue D'Orthopedie Dentofaciale 34: 379–404; and J. Raymond and W. Bacon. 2006. *Influence of feeding method on maxillofacial development. L'Orthodontie francaise* 77: 101–103.

2. S. A. S. Moimaz, A. J. Í. Garbin, A. M. C. Lima, L. F. Lolli, O. Saliba, and C. A. S. Garbin. 2014. Longitudinal study of habits leading to malocclusion development in childhood. *BMC Oral Health* 14: 96.

3. U. Deb and S. N. Bandyopadhyay. 2007. Care of nasal airway to prevent orthodontic problems in children. *J. Indian Med Assoc.* 105: 640, 642; D. Harari, M. Redlich, S. Miri, T. Hamud, and M. Gross 2010. The effect of mouth breathing versus nasal breathing on dentofacial and craniofacial development in orthodontic patients. *Laryngoscope* 120: 2089–2093; and S. E. Mattar, W. T. Anselmo-Lima, F. C. Valera, and M. A. Matsumoto. 2004b. Skeletal and occlusal characteristics in mouth-breathing pre-school children. *J Clin Pediatr Dent.* 28: 315–318.

4. F. W. Booth, S. E. Gordon, C. J. Carlson, and M. T. Hamilton. 2000. Waging war on modern chronic diseases: Primary prevention through exercise biology. *Journal of Applied Physiology* 88: 774–787.

5. T. Bodenheimer, E. Chen, and H. D. Bennett. 2009. Confronting the growing burden of chronic disease: Can the US health care workforce do the job? *Health Affairs* 28: 64–74.

6. Ad.-G. Aikins, N. Unwin, C. Agyemang, P. Allotey, C. Campbell, and D. Arhinful. 2010. Tackling Africa's chronic disease burden: From the local to the global. *Globalization and Health* 6: 1.

7. R. Sapolsky. 1997. *The trouble with testosterone and other essays on the biology of the human predicament.* Scribner.

8. P. Dasgupta and P. R. Ehrlich. 2013. Pervasive externalities at the population, consumption, and environment nexus. *Science* 340: 324–328; P. R. Ehrlich and A. H. Ehrlich. 2013. Can a collapse of civilization be avoided? *Proceeding of the Royal Society B*. Available at http://rspb.royalsocietypublishing.org/content/280/1754/20122845; P. R. Ehrlich and J. Harte. 2015a. Food security

requires a new revolution. *International Journal of Environmental Studies.* Available at http://dx.doi.org/10.1080/00207233.2015.1067468:1–13; P. R. Ehrlich, P. M. Kareiva, and G. C. Daily. 2012. Securing natural capital and expanding equity to rescale civilization. Nature, 486: 68–73; and J. Harte. 2007. Human population as a dynamic factor in environmental degradation. *Population and Environment* 28: 223–236.

9. P. R. Ehrlich and M. W. Feldman. 2003. Genes and cultures: What creates our behavioral phenome? *Current Anthropology* 44: 87–107.
10. D. Perlmutter. 2013. Grain brain: The surprising truth about wheat, carbs, and sugar—your brain's silent killers. Little, Brown, and Company.
11. M. Klatsky and R. L. Fisher. 1953. *The human masticatory apparatus: An introduction to dental anthropology.* Dental Items of Interest Pub. Co.
12. P, J, Brekhus. 1941. *Your teeth, their past, present, and probable future.* University of Minnesota Press; and R. S. Corruccini. 1999. How anthropology informs the orthodontic diagnosis of malocclusion's causes. Edwin Mellen Press.
13. E. Touchette. 2011. Factors associated with sleep problems in early childhood. *Encyclopedia on Early Childhood Development* March: 1–8.
14. P. Defabjanis. 2004. Impact of nasal airway obstruction on dentofacial development and sleep disturbances in children: Preliminary notes. *Journal of Clinical Pediatric Dentistry* 27: 95–100.
15. A. Sheiham and R. G. Watt. 2000. The common risk factor approach: A rational basis for promoting oral health. *Community Dentistry and Oral Epidemiology* 28: 399–406.
16. National Conference of State Legislatures, 2017. Breastfeeding State Laws and Federal Health Reform and Nursing Mothers. June 5. Retrieved on December 4, 2017, from http://bit.ly/1lHJI8E.
17. S. S. Hawkins, A. D. Stern, and M. W. Gillman . 2012. Do state breastfeeding laws in the USA promote breast feeding? *Journal of Epidemiology and Community Health*: jech-2012–201619.
18. C. Parcells, M. Stommel, and R, P, Hubbard. 1999. Mismatch of classroom furniture and student body dimensions: Empirical findings and health implications. *Journal of Adolescent Health* 24: 265–273.

19. 同上。

20. J. Cawley. 2010. The economics of childhood obesity. Health Affairs 29: 364–371; and A. Freeman. 2007. Fast food: Oppression through poor nutrition. *California Law Review* 95.

21. K. D. Brownell, R. Kersh, D. S. Ludwig, R. C. Post, R. M. Puhl, M. B. Schwartz, and W. C. Willett. 2010. Personal responsibility and obesity: A constructive approach to a controversial issue. *Health Affairs* 29: 379–387.

22. N. A. Christakis and J. H. Fowler. 2007. The spread of obesity in a large social network over 32 years. *New England Journal of Medicine* 357: 370–379.

23. H. Bruckner and P. Bearman. 2005. After the promise: The STD consequences of adolescent virginity pledges. *J Adolesc Health* 36: 271–278.

24. G. H. Montgomery, J. Erblich, T. DiLorenzo, and J. H. Bovbjerg. 2003. Family and friends with disease: Their impact on perceived risk. *Preventive Medicine* 37: 242–249.

25. J. A. Bernstein, N. Alexis, H. Bacchus, I. L. Bernstein, P. Fritz, E. Horner, N. Li, S. Mason, A. Nel, and J. Oullette. 2008. The health effects of nonindustrial indoor air pollution. *Journal of Allergy and Clinical Immunology* 121: 585–591.

26. P. R. Ehrlich and J. Harte. 2015a. Food security requires a new revolution. *International Journal of Environmental Studies*: 1–13. Available at http://dx.doi.org/10.1080/00207233.2015.1067468; and P. R. Ehrlich and J. Harte. 2015b. Opinion: To feed the world in 2050 will require a global revolution. *Proc Natl Acad Sci USA* 112:14743–14744.

27. D. Tilman, C. Balzer, J. Hill, and B. L. Befort. 2011. Global food demand and the sustainable intensification of agriculture. *Proc Natl Acad Sci USA* 108:20260–20264; and D. Tilman and M. Clark. 2014. Global diets link environmental sustainability and human health. *Nature* 515: 518–522.

鷹之喙 09

齒顎不正：一個隱藏的流行病的故事
Jaws: The Story of a Hidden Epidemic

作　　　者	桑德拉・卡恩（Sandra Kahn），保羅・R・埃利希（Paul R. Ehrlich）
譯　　　者	吳國慶

總　編　輯	成怡夏
責 任 編 輯	陳宜蓁
行 銷 總 監	蔡慧華
封 面 設 計	莊謹銘
內 頁 排 版	宸遠彩藝

出　　　版	遠足文化事業有限公司 鷹出版
發　　　行	遠足文化事業股份有限公司（讀書共和國出版集團）
	231 新北市新店區民權路 108 之 2 號 9 樓
客 服 信 箱	gusa0601@gmail.com
電　　　話	02-22181417
傳　　　真	02-86611891
客 服 專 線	0800-221029

法 律 顧 問	華洋法律事務所 蘇文生律師
印　　　刷	成陽印刷股份有限公司

初　　　版	2025 年 7 月
定　　　價	450 元
I S B N	978-626-7255-97-1
	978-626-7255-95-7 (EPUB)
	978-626-7255-96-4 (PDF)

Jaws: The Story of a Hidden Epidemic by Sandra Kahn and Paul R. Ehrlich published in English by Stanford University Press.
Copyright © 2018 by Sandra Kahn and Paul R. Ehrlich. All rights reserved. This translation is published by arrangement with Stanford University Press, www.sup.org.

◎版權所有，翻印必究。本書如有缺頁、破損、裝訂錯誤，請寄回更換
◎歡迎團體訂購，另有優惠。請電洽業務部（02）22181417 分機 1124
◎本書言論內容，不代表本公司／出版集團之立場或意見，文責由作者自行承擔

國家圖書館出版品預行編目 (CIP) 資料

齒顎不正：一個隱藏的流行病的故事 / 桑德拉.卡恩(Sandra Kahn), 保羅.R. 埃利希(Paul R. Ehrlich) 著；吳國慶譯. -- 初版. -- 新北市：鷹出版：遠足文化事業股份有限公司發行, 2025.07
面；　公分. -- (鷹之喙；9)
譯自：Jaws : the story of a hidden epidemic
ISBN 978-626-7255-97-1(平裝)
1. CST: 齒顎矯正　2.CST: 牙科

416.97　　　　　　　　　　　　　　　114005819